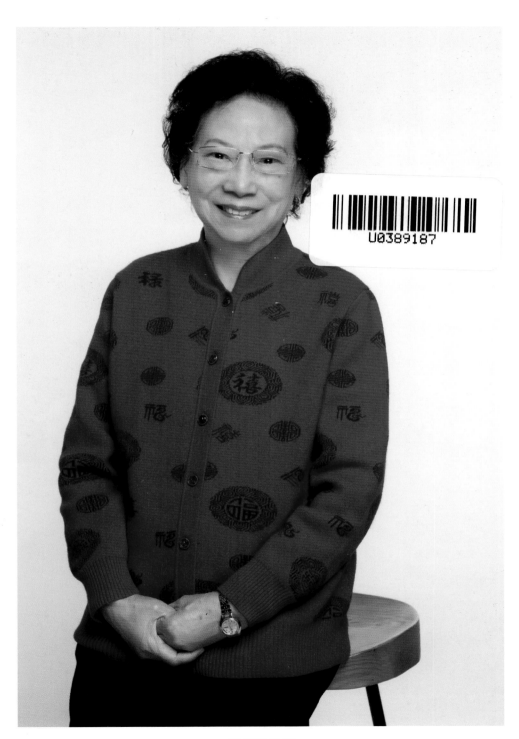

邹燕勤教授

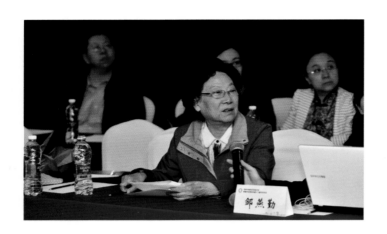

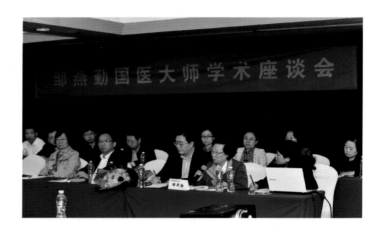

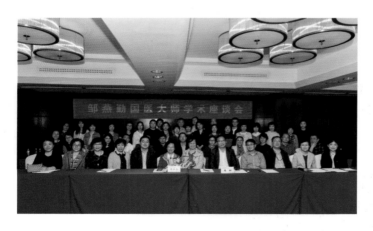

2019 年 4 月 26 世界中医药学会联合会肾病专业委员会
第十三届学术年会——邹燕勤国医大师学术座谈会

名中医临床查房实录系列图书

邹燕勤 肾病查房实录

邹燕勤国医大师传承工作室

孔薇　周恩超　主编

科学出版社

北京

内 容 简 介

邹燕勤教授师从其父邹云翔教授,长期从事中医肾病临床及研究工作,具有丰富的学术经验与临床技术特长,形成丰富、独特的学术经验和特色。为了弘扬和发展国医大师邹燕勤教授肾病诊治方面的学术经验与技术专长,本书将其治疗肾脏疾病的特点以查房实录的形式加以提炼和体现,有利于中医学术经验的继承传播,同时更方便读者学习和体会。

本书以查房实录病案为主线,记录邹燕勤教授诊治多种肾脏疾病的查房指导,通过问难及释难的方法阐述其对疾病的辨证治疗思维,以便读者了解疾病诊治的完整过程,提高临床思辨能力和病情把控能力,更好地学习及体会邹燕勤教授的经验及辨治特点,提升临床医师面对疾病变化时的辨证能力和在实际问题中运用中医诊疗的能力。本书以全科和肾病专科主治医师及以上的医师为主要读者对象。同时,本书附以专家讲学及病例分析的PPT、音频等二维码信息,使邹燕勤教授的临证经验、辨证论治、诊疗方案和技术得以更好地推广运用。

图书在版编目(CIP)数据

邹燕勤肾病查房实录 / 孔薇, 周恩超主编. —北京:
科学出版社, 2020.6
(名中医临床查房实录系列图书)
ISBN 978 - 7 - 03 - 064971 - 3

Ⅰ. ①邹… Ⅱ. ①孔… ②周… Ⅲ. ①肾病(中医)—
诊疗 Ⅳ. ①R256.5

中国版本图书馆 CIP 数据核字(2020)第 072451 号

责任编辑:陆纯燕 / 责任校对:谭宏宇
责任印制:黄晓鸣 / 封面设计:殷 靓

科 学 出 版 社 出版
北京东黄城根北街 16 号
邮政编码:100717
http://www.sciencep.com
南京展望文化发展有限公司排版
江苏句容市排印厂印刷
科学出版社发行 各地新华书店经销

*

2020 年 6 月第 一 版 开本: B5(720×1000)
2020 年 6 月第一次印刷 印张: 11 3/4 插页: 1
字数: 196 000
定价: 80.00 元
(如有印装质量问题,我社负责调换)

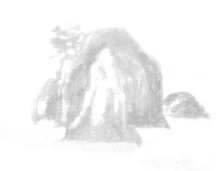

主编简介

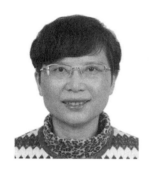

孔薇，1985 年本科毕业于南京中医药大学中医学专业，1991年获南京中医药大学中医内科肾病专业硕士学位，2005 年获得博士学位。现任南京市中医院肾脏科主任，主任医师，南京市名中医，南京中医药大学教授，博士生导师，第二批全国优秀中医临床人才，中华中医药学会肾病分会常务理事，江苏省中医药学会内科专业委员会副主任委员，南京中医药学会肾病专业委员会主任委员。曾作为卫生部（现国家卫生健康委员会）第二批全国老中医药专家学术经验继承人及第二批全国优秀中医临床人才培养对象跟随国医大师邹燕勤教授、周仲瑛教授学习，长期从事中医及中西医结合肾病临床及科研工作。出版了《邹燕勤治疗肾病临证经验医案集要》《现代中医肾脏病学》《肾功能衰竭中医治疗》《IgA 肾病现代中医治疗》《邹云翔实用中医肾病学》等著作，发表专业论文 50 余篇，获江苏中医药科学技术奖一等奖 1 次，江苏省科学技术奖二等奖 2 次。

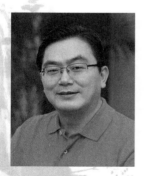

周恩超，1993 年本科毕业于南京中医药大学，2000 年获得该校硕士学位，2004 年获得博士学位。现任江苏省中医院（南京中医药大学附属医院）主任医师，教授，博士生导师，纪律检查委员会副书记兼监察室主任，江苏省中医院肾内科邹燕勤国医大师传承工作室副主任。曾为第四批全国老中医药专家（邹燕勤）学术经验继承人，第三批全国优秀中医临床人才，江苏省"333 高层次人才培养工程"培养对象，江苏省"六大人才高峰"高层次人才培养对象。任中华中医药学会肾病分会常务理事兼副秘书长，中国民族医药学会肾病分会常务理事，江苏省中西医结合学会肾病分会副主任委员，南京中医药学会肾病专业委员会副主任委员。曾主持完成部局级课题 6 项，现主持国家自然基金项目 4 项，获江苏省科学技术奖二等奖 1 次，江苏中医药科学技术奖一等奖 1 次、二等奖 1 次。出版了《邹云翔实用中医肾病学》《邹燕勤中医肾病学术经验传承与创新》《邹燕勤中医肾病临床求真》等著作，发表学术论文 60 余篇。

邹燕勤教授简介

邹燕勤,女,1933年4月26日(阴历四月初二)出生,江苏省无锡市太湖镇(以前称为无锡县东绛镇)人,双学士,南京中医药大学教授,江苏省中医院全国中医肾病医疗中心学术带头人,主任医师,博士生导师,江苏省名中医,享受国务院特殊津贴,首届江苏省国医名师,第三批国医大师,为我国中医肾病创始人、著名中医肾病学家邹云翔教授的学术传人。曾任江苏省中医院肾病科负责人、学科带头人,为第二至六批全国老中医药专家学术经验继承工作指导老师,担任国家中医药管理局第一至四批全国优秀中医临床人才指导老师。2011年11月,国家中医药管理局批准了"全国名老中医药专家邹燕勤传承工作室"。2013年1月,邹燕勤教授被国家中医药管理局聘为中医药传承博士后导师,并受邀作为江苏省5名导师的代表赴京,接受了时任卫生部副部长王国强授予的导师证书。

邹燕勤教授曾任南京中医学院(现南京中医药大学)中医系副主任及附属医院副院长、党委副书记,江苏省第六、七届政协委员,中华中医药学会第二届理事,江苏省中医药学会第四至六届理事,并曾任中华中医药学会肾病分会副主任委员,江苏省中医肾病专业委员会第一届主任委员,国家新药(中药)第四、五届评审委员会委员,国家自然科学基金委员会通讯评委。目前,其仍为中华中医药学会肾病分会顾问,世界中医药联合会肾病专业委员会顾问,江苏省中医肾病专业委员会顾问。

1957年,邹燕勤教授于南京师范学院(现南京师范大学)毕业后留任,为师承其父——我国著名中医肾病、老年病学家邹云翔教授转而投身中医事业。邹云翔教授经验丰富,医术精湛,精于内、妇、儿科,尤对肾病、老年病见解独特。1968年,邹燕勤教授于南京中医学院中医系毕业后,留任中医系工作,长期从事中医肾病临床、教学、科研工作,她在中医药治疗肾病方面,特别是在慢性肾小球肾炎和慢性肾衰竭的中医药治疗上有独到的见解和深入的研究,积累了丰富的经验,取得了丰硕的成果。

在长期的临床实践过程中,邹燕勤教授坚持及发扬中医特色,辨证论治疗效显著。同时,她不断学习现代医学新技术、新进展,弘扬而不拘泥于中医,将现代医学的诊治经验、研究成果灵活运用于中医的医疗及科研之中,使中医肾病专科医疗、学术水平不断提高。她主持研究了卫生部课题"慢性肾功能衰竭辨证论治临床规律和原理研究",省教育委员会课题"健脾益肾补气法治疗慢性肾小球肾炎气虚证的临床与实验研究",省教育委员会课题"保肾片治疗慢性肾衰的新药研究"等,至今以第一作者发表论文20篇,以第二作者及指导学生撰写论文82篇,主编专业著作8部,参编著作4部,其代表作有《邹云翔学术思想研究选集》《中国百年百名中医临床家丛书·邹云翔》《现代中医肾脏病学》《中国现代百名中医临床家丛书·邹燕勤》《中华中医昆仑·邹云翔卷》《邹云翔实用中医肾病学》《邹燕勤治疗肾病临证经验医案集要》等。

吴 序

邹燕勤教授是第三批国医大师,南京中医药大学教授、博士生导师,中医传承博士后导师,江苏省中医院肾病科学术带头人,主任医师,国务院特殊津贴专家,江苏省首批名中医,江苏省首届国医名师,第二至六批全国老中医药专家学术经验继承工作指导老师,第一至四批全国优秀中医临床人才指导老师,现任中华中医药学会肾病分会、世界中医药联合会肾病专业、中国民族医药学会肾病分会顾问及专家。她从医57载,继承其父(我国中医肾病学科开创者)邹云翔教授的学术精髓,不断创新发展,成为当代中医肾病的领军者和邹氏中医肾病的代表性人物。

邹燕勤教授1933年4月出生于江南水乡、人杰地灵的无锡。她的父亲是一代名医,有"当代儒医""肾病宗师"之称的邹云翔教授。邹云翔教授曾拜无锡国学专修学校校长、著名教育家、经学大师、南洋大学(现上海交通大学)校长唐文治先生为师,研习文史经学,造诣颇深。邹云翔教授从文到医,从师于孟河医派名医费伯雄之高徒刘莲荪先生,后在沪上跟随丁甘仁次子丁仲英先生工作并学习。1954年他参加江苏省中医院筹建,任院长28年,担任中央保健会诊医师30年,是国家一级教授,我国首批博士生导师。他在建院之初即创立了国内第一个肾病研究小组,1955年出版了我国第一部肾病专著《中医肾病疗法》,是我国中医肾病学的开拓者、奠基人。因此,中医界称他为"肾病宗师"。他在老年病、妇科病、儿科病、疑难杂症和温热病方面都有独特经验。邹燕勤教授的幼年是在跟随父亲行医的过程中度过的,自小耳闻目染了父亲诊病及救治患者的情形,为她今后走上中医之路播下了种子。

1957年,邹燕勤教授从南京师范学院生物系毕业,留校任植物学助教。适逢国家开展培养名老中医学术接班人工程,1962年2月她奉命调至南京中医学院,承担中药系药用植物学教学工作,并跟师父亲临床。同年秋天,进入南京中医学院医疗系,开始了6年的本科在职学习。1968年,她修完全部中医学课程,取得中医学学士学位,成为中医界少见的双学士医家,毕业后被派往附属医院,即江苏省中医院,任住院医师。

1971～1973年,南京中医学院在附属医院举办"名老中医学术继承班",邹燕勤教授又跟师父亲,结业后仍随父学习,并协助父亲完成医疗、教学、科研及中央保健会诊等各项任务。经父亲言传身教,耳提面命,医术渐精。结合自身的从医经历,她认为中医继承要提倡"四个结合",即大学教育与师承、家传学习相结合;学习经典与选读医案相结合;门诊跟师抄方与病房管床、名师查房相结合;集众家之长与悟一己心得相结合。

邹燕勤教授在长期跟随父亲临床工作、学习,并协助父亲完成临床医疗、教学、科研工作中,勤观细啄、不断感悟,继承了父亲的治肾学术思想与经验,整理出版了《邹云翔医案选》《邹云翔学术思想研究选集》《中国百年百名中医临床家丛书·邹云翔》《中华中医昆仑·邹云翔卷》等专著。1981年,她与同事一起运用计算机技术,研制成《邹云翔教授急慢性肾小球肾炎诊疗与教学经验应用软件》《邹云翔教授肾系疾病诊疗及教学经验应用软件》,运用该应用软件诊病,犹如邹云翔教授亲诊,影响深远,获江苏省科学技术进步奖2次,转让20余家单位。

在继承其父治肾学术思想的基础上,邹燕勤教授经过数十年的临床实践,带领团队总结研究、创新发展,逐渐形成了完整而系统的邹氏中医肾病学术体系。1986年,在全国中医肾病学术会议(南京)上,她首次从正虚邪实提出慢性肾小球肾炎、慢性肾衰竭两个疾病中医辨证分型新标准,得到业界高度认可,经全国中医肾病专业委员会通过后成为全国标准,延用至今,并被卫生部、国家药品监督管理局先后采用,收录于《中药新药临床研究指导原则》。自20世纪50年代邹云翔教授在国内率先运用大黄抢救尿毒症患者以来,邹燕勤教授带领团队开展大黄复方煎汤内服、保留灌肠的系列研究。20世纪90年代,她开发了肾衰竭保留灌肠囊,开展了以大黄为主的复方高位结肠灌洗治疗尿毒症。1988年,她

邹燕勤肾病查房实录

最早提出中医药多途径施药提高肾衰竭疗效渐成业界共识。邹燕勤教授最早系统研究 IgA 肾病,1990 年起在《中国中西医结合杂志》《中华肾脏病杂志》发表论文,并提出"从咽、脾、肾论治 IgA 肾病"的新辨治思路。她提出从痰瘀论治局灶性节段性肾小球硬化,从"积"论治尿酸性肾病等多种新治法新观点,使疑难肾病疗效不断提高,学术水平一直处于国内领先地位。2013 年,邹燕勤教授带领弟子完成了"十一五"国家重点图书《邹云翔实用中医肾病学》,书中系统总结了邹氏治肾学术思想和临床经验,成为业界扛鼎之作。她倡导"保肾气"为核心的学术思想,立足维护肾气,辨证强调虚实,治法运用和缓,用药崇尚轻灵。其中,主要的学术观点和经验在《中国现代百名中医临床家丛书·邹燕勤》《邹燕勤中医肾病学术经验传承与创新》《邹燕勤中医肾病临床求真》等多部专著中均有体现。

以发展邹氏中医肾病学为己任,邹燕勤教授倡导以"保肾气"为核心的治肾学术思想的创新研究,并强调成果转化,惠及广大百姓。1985 年,她作为负责人的"慢性肾功能不全中医辨证论治规律和原理研究"课题在全国首次获得卫生部资助,1992 年获江苏省科学技术进步奖二等奖。1994 年在保肾甲、乙丸的基础上,带领团队研制成"保肾片"进行新药开发,中标江苏省科委(现江苏省科技厅)"九五"攻关计划项目,获江苏中医药科学技术奖一等奖,获国家发明专利,经 30 余年的工作取得国家级新药"参乌益肾片"(国药准字 Z20100051)批准上市。她继承父亲学术思想并发挥王钢教授的学术特色,进行慢性肾脏病气阴两虚证系列的研究,开发成国家级新药"黄蛭益肾胶囊"(国药准字 Z20020086)。两个新药投放市场以来,深受患者欢迎。从补气益肾健脾法治疗慢性肾小球肾炎,开发新药"健肾片",已完成新药三期临床,正在申请批准文号,获江苏省科学技术进步奖。

中医薪火当代代相传,方能生生不息。多年来,邹燕勤教授重视肾病团队的学科、学会建设,积极培养学术传承人。她带教众多学生、弟子,将自己的学术经验与临床体会倾囊相授。令她感到由衷欣慰的是,不少学生现在已成为中医肾病领域的专家。2017 年,邹燕勤教授被评为第三届国医大师,她感到传承的责任更加重大。虽已八十有六,但她仍坚持每周四次门诊,带教第六批全国老中医药专家学术经验继承人和 10 余名第四批全国优秀中医临床人才,以及博士研究生,用她的话说:"因为病人和学生需要我。"她希望把自己的经验传授给更多的学生,惠及众多患者。

为了进一步传承与发扬国医大师邹燕勤的学术思想,她的学生们将邹燕勤教授的临床经验再次凝练、总结,呈现于该书上。该书的出版,将更好地发挥中医药治疗肾病的特色优势,对我国中医肾病事业的发展起到积极的影响与推动作用。

南京中医药大学原校长

全国首批岐黄学者

二级教授、主任医师

医学博士、博士研究生导师

国务院政府特殊津贴专家

国务院学位委员会学科评议组成员

中医药高等学校教学名师

吴勉华

于己亥年季夏

邹燕勤肾病查房实录

目 录

主编简介

邹燕勤教授简介

吴序

急性肾小球肾炎 ······················ 1

慢性肾小球肾炎 ···················· 10

IgA 肾病 ······························ 26

肾病综合征 ························· 39

糖尿病肾病 ························· 55

尿酸性肾病 ························· 68

肾小动脉硬化 ····················· 76

自身免疫性疾病肾损害 ··········· 84

尿路感染 ··························· 98

泌尿系统结石 ····················· 110

泌尿系统肿瘤 ····················· 121

慢性肾衰竭 ························· 135

小儿肾脏病 ························· 149

其他从肾治疗杂病 ················ 161

急性肾小球肾炎

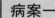

病案一

某男,23 岁。

【主诉】恶寒发热咽痛 1 月余,肉眼血尿 3 天。

【现病史】平素体弱,感冒频发,1 月前因受凉而出现恶寒发热,咽痛咳嗽,自服解热镇痛药及抗生素后热退,而咽痛仍作。3 天前晨起出现肉眼血尿,无尿频、尿急、尿痛。尿常规检查示尿隐血(+++),尿蛋白(+);尿多功能显微诊断仪(multifunction microscopy diagnosis instrument,MDI)检查示尿红细胞126 万/mL,混合型红细胞。

刻下:面肢无水肿,咽部充血,双侧扁桃体Ⅰ～Ⅱ度肿大,舌质淡红,苔薄黄,脉弦。

【既往史】既往体健,无高血压、肝炎及结核病史。

【诊断】西医诊断:急性肾小球肾炎。

中医诊断:急肾风。

【辨证】风热犯肺,湿热蕴结咽喉。

问难:如何辨急肾风的病因病机?

释难:本病发生的内在因素是先天肾气不足,或肾元亏虚;而外邪袭表,肺失宣肃,不能通调水道、下输膀胱,脾失运化,水湿内蕴则是发病的外因。患者 1 月前因受凉而出现恶寒发热,咽痛咳嗽。风邪外袭,与水相搏,风为百病之长，又为百病之始，兼夹湿毒浸淫，热毒内归，下焦热盛，则可灼伤肾络而为血尿。患者先天不足，肾气亏虚，禀赋薄弱，体弱多病，则肾虚精微不摄，而呈蛋白尿、血尿，故患者出现肉眼血尿。本病初期以标实邪盛为主，以水肿为突出表现，病变在肺、脾两脏；恢复期则虚实错杂，病变主要在脾、肾两脏；病久则正虚邪恋，水湿内聚，煎熬成毒，灼伤脉络，消灼肾阴。

问难：病位在肾，为何表现为上呼吸道症状？

释难：感受外邪、肺卫失和是导致肾病病情进展的主要因素之一。患者原本脾肾亏虚，素体卫外失固，而肺卫受邪，失于通调水道，则使脾肾之气更为虚损，蒸腾气化及转输敷布失职，水邪湿浊肆虐，使邪愈实而正愈虚。感受外邪，肺卫失和，常见症状有咽喉红肿疼痛，咽痒而干，乳蛾（扁桃体肿大）或伴发热、咳嗽。

【治法】清咽渗利。

问难：何为清咽渗利之法？

释难：患者有咽喉红肿疼痛，咽痒而干，乳蛾（扁桃体肿大），发热，咳嗽等症，此乃风邪热毒蕴结于肺，不可忽视。重者先祛邪，后扶正，方药专以清肺利咽，缓图治肾；轻则扶正化湿兼以利咽祛邪。常选用玄麦甘桔汤及银翘散加减，常用药：金银花、连翘、玄参、麦冬、桔梗、山豆根、射干、牛蒡子、蚕休、蝉蜕、制僵蚕、芦根、生甘草。若肺经热盛，加用桑白皮、炒黄芩、焦栀子。若为慢性咽炎，咽喉久痛隐隐，可用金银花、南沙参、生甘草、胖大海泡茶频频饮用，咽喉局部均喷以西瓜霜或锡类散。

【处方】玄麦甘桔汤加减。

【用药】玄参 10 g	麦冬 10 g	射干 10 g	金银花 10 g
鸭跖草 15 g	薏苡仁 20 g	茯苓 20 g	石韦 20 g
小蓟 15 g	白茅根 30 g	仙鹤草 15 g	侧柏炭 15 g
枸杞子 20 g	甘草 5 g		

问难：应对湿热蕴结咽喉证如何遣方用药？

释难：湿热蕴结咽喉证治以清热解毒，疏风渗湿利咽。常选用玄麦甘桔汤加减，常用药：玄参、麦冬、桔梗、生甘草、南沙参、金银花、连翘、牛蒡子、前胡、防风、浮萍、车前子、芦根。若热重加黄芩清肺热；口干加川石斛、天花粉养阴生津；喑哑加木蝴蝶、蝉蜕祛风开音；湿重加苍术、薏苡仁、茯苓、六一散等利湿；咽喉肿痛可用锡类散吹喉，亦可用金银花、甘草泡茶频饮或玄麦甘桔汤代茶漱口。

问难：如何应对急性肾小球肾炎病程中出现的并发症？

释难：急性肾小球肾炎在病程中可出现各种严重的并发症，这些并发症可影响急性肾小球肾炎的预后，需积极处理。① 若心阳不振，水气上凌，致心悸不安、胸闷发绀、脉微结代者，予真武汤加丹参、薤白、全瓜蒌以温阳利水、理气宽胸；② 若浊毒内蓄，见有神昏嗜睡，恶心泛呕，口有尿味，尿少、尿闭者，可加用附子、大黄、黄连、法半夏等降逆解毒，药物治疗无效者，应使用肾脏替代治疗；③ 若咽喉肿痛者，可加金银花、连翘、玄参、牛蒡子、蚤休、制僵蚕等清热利咽，散结解毒；④ 若尿频、尿急、尿痛者，可加萹蓄、瞿麦、蒲公英、紫花地丁等清利通淋；⑤ 若皮肤糜烂或伴瘙痒者，可加苦参、土茯苓、白花蛇舌草以清热燥湿解毒；⑥ 若皮肤瘙痒者，可加蝉蜕、地肤子、白鲜皮以祛风止痒。

【疗效】劳累后腰酸乏力，余无不适，舌淡红，苔薄白，脉细，咽稍红，双侧扁桃体Ⅰ度肿大。尿常规检查示尿蛋白（－），尿隐血（＋）。治拟补肾清利。

续断 15 g	桑寄生 15 g	太子参 15 g	生黄芪 20 g
炒白术 10 g	薏苡仁 20 g	枸杞子 20 g	大蓟 30 g
小蓟 30 g	白茅根 30 g	仙鹤草 30 g	槐花 10 g
金樱子 15 g	玄参 10 g	蚤休 10 g	制僵蚕 10 g
蝉蜕 5 g			

问难：急性肾小球肾炎缓解期用药有何注意点？

释难：急性肾小球肾炎发生的内在因素是肾气不足，肾元亏虚，病邪乘虚而入，所以补益肾元、维护肾气是治疗急性肾小球肾炎的基本原则。肾乃五脏六腑之本，为水火之宅，内藏元阴元阳，张景岳云："元精元气者，即化生精气之元神也，生气通天惟赖乎此。"肾气即为肾中元气，包含了元阴元阳。在辨证治疗时配伍续断、桑寄生或槲寄生、杜仲、枸杞子、生地黄等补益肾中元气。祛邪之时不妄投过于苦寒、辛热、阴凝之品，以免伐伤肾中元阴元阳。若使用苦寒、辛凉之剂，剂量宜小，中病即止，并适当配伍温药以缓其性。若用温燥之品，应短期使用，配伍补阴药以制其燥。应处处注意补益肾元，顾护肾气。

再服上方1个月后，尿常规检查未见异常，腰酸乏力除，咽无不适。

病案二

某男,26岁。

【主诉】咳嗽伴尿常规检查异常2月余。

【现病史】2月前受凉后感冒,咳嗽无痰,咽红,无咽痛,尿液混浊。尿常规检查示尿蛋白(＋),尿隐血(＋);肝肾功能正常。

刻下:咳嗽无痰,咽红,无咽痛,腰酸不显,乏力时作,纳可,夜寐安,无夜尿,大便不成形,日行3次。舌质红,边有齿痕,苔黄,脉细弦。

【既往史】既往体健,否认高血压、糖尿病、肝炎等病史。

【诊断】西医诊断:急性肾小球肾炎。

中医诊断:急肾风。

【辨证】风热蕴结咽喉。

问难:哪些原发病因会导致急性肾小球肾炎?

释难:急性肾小球肾炎的原发病因有呼吸道感染、皮肤化脓性疾病(如丹毒)等。若对原发病因能及时控制、及早处理,则能提高急性肾小球肾炎的治疗效果。上呼吸道感染引起的急性肾小球肾炎,多表现为风寒束肺、风热袭肺、风热蕴结咽喉、疫毒伤肾等。其中,风热蕴结咽喉证临床较多见,治疗上从咽论治,清利咽喉为先,并持续用药至咽喉部感染病灶彻底清除为止。凡由丹毒、疮疡、湿疹、疱疹及其他皮肤化脓性炎症所致者,辨证为疮毒内攻、湿热稽留,治疗应疏表清里,解毒除湿,及时祛邪外出,以防闭门留寇。

【治法】清咽渗利。

【处方】清咽利膈汤合小蓟饮子加减。

【用药】

玄参 10 g	麦冬 15 g	桔梗 10 g	射干 10 g
冬凌草 10 g	金银花 10 g	防风 20 g	生黄芪 30 g
生地黄 10 g	南沙参 20 g	北沙参 20 g	制僵蚕 20 g
牛蒡子 15 g	蝉蜕 6 g	黄蜀葵花 30 g	石韦 20 g
全蝎 3 g	地龙 10 g	白茅根 30 g	仙鹤草 30 g
水牛角片 15 g先煎	夏天无 15 g	小蓟 20 g	荠菜花 30 g
生甘草 5 g			

中成药:健肾片,每次4片,每日3次;三七粉,每次2.5 g,每日3次。

问难：风热蕴结咽喉证应如何选方？

释难：本方以《喉科紫珍集》清咽利膈汤合《严氏济生方》小蓟饮子加减而成，有利咽解毒、疏风清热、凉血止血之功，使之表里双解，上下分消，不使内陷下袭。玄参味苦，微寒无毒，色黑入肾，能壮水以制火。《本草备要》认为本药"益精明目，利咽喉，通二便""本肾药而治上焦火证，壮水以制火也。肾脉贯肝膈，入肺中，循喉咙，系舌本。肾虚则相火上炎，此喉痹、咽肿、咳嗽、吐血之所由来也"。临床使用此药利咽凉血获效。

问难：清咽解毒为何常用玄参、麦冬配伍？

释难：肾病患者因病程较长，正气受损而不足，卫外功能下降，易感外邪；加之因兼夹水湿、湿热等，也易招致外邪。肾病患者的外感证中，以咽喉症状尤为突出（如咽痒、咽喉肿痛），望诊可见咽后壁充血、扁桃体肿大。肾病的发生、加重乃至复发与咽喉关系极其密切。玄参咸寒，可滋阴降火，清热解毒，清利咽喉；麦冬甘寒，清心润肺，养胃生津。前者色黑偏于入肾，后者色白归经于肺。两者配对，金水相生，上下既济，对肾病外感者有良效。如果外感诸症甚重加用另一药对（桔梗、甘草）。随着患者咽痛诸症的缓解，蛋白尿等其他化验指标也往往得到一定程度的改善。

【疗效】服药2个月后复诊时，患者无明显不适，尿常规检查示尿隐血（＋），尿蛋白（－）；血生化检查示肝肾功能正常。

刻下：纳可，大便日行5～6次，不成形，小便调，无夜尿。舌质淡红，苔黄，脉细。

太子参 20 g	生黄芪 30 g	炒白术 10 g	薏苡仁 30 g
茯神 30 g	茯苓 30 g	制僵蚕 20 g	牛蒡子 15 g
黄蜀葵花 30 g	石韦 30 g	女贞子 20 g	墨旱莲 20 g
枸杞子 20 g	白茅根 30 g	仙鹤草 30 g	荠菜花 20 g
槐花 15 g	水牛角片 15 g先煎	景天三七 15 g	红枣 10 g
生甘草 6 g			

中成药：黄葵胶囊，每次5片，每日3次；清咽袋泡剂，每次1包，每日3次。

问难：急肾风为何应用大量补益之品？

释难：急肾风是本虚标实的证候。在急肾风的缓解期，水湿或湿热余邪留恋而肺、脾、肾等脏器功能尚未恢复，人体处于正虚邪恋的状态中，表现为发热、水肿基本消退，咽喉、皮肤等感染基本控制，仅遗留尿常规检查轻度异常。此时病情极易反复,若不注意恢复期的巩固治疗,则病情迁延难愈或转为慢性,故治疗上宜扶正祛邪。急肾风发生的内在因素是肾气不足、肾元亏虚,因此,在养肺、健脾、益肾三者之中,补益肾气最为重要。补肾宜选平补肾气之品,如续断、桑寄生、制何首乌、枸杞子、菟丝子、杜仲等平补肾中元阴元阳之品,每于辨证治疗的基础上加入。此外,益肾健脾必补气,因此,在补肾的同时加入补气健脾的药物,如生黄芪、太子参、白术等,以达助后天补先天的目的;亦可选用西洋参、冬虫夏草等打粉吞服或用茶盅炖汤服用,以扶助正气,补益肺脾肾,巩固疗效,防止病情反复。

问难:本案治疗的关键是什么?

释难:急性肾小球肾炎与上呼吸道感染有关者所占比例较高,本案因感受外邪,风热毒邪蕴结咽喉,并病及于肾,热伤血络,临床以血尿为主。治疗先从咽论治,清利咽喉为先,并持续应用至咽喉部感染症状彻底消除为止。早期血尿治疗以清利凉血止血为主,以防湿热久稽,闭门留寇。急性肾小球肾炎的发生,内因在于肾气不足,病邪乘虚而入,故在恢复期阶段,注重健脾益肾,整体调节。本案复诊即增加补肾之品,并以平补气阴为主,避免使用温燥之品。总之,急性肾小球肾炎的治疗常分急性期和恢复期两个阶段,前者以清利为主,后者以扶正为主,根据邪正的轻重而配合用药,其中彻底根除感染病灶是治疗的关键。

再服2个月后,尿常规检查已正常,余无不适。

病案三 从肺治肾 第1法

某女,12岁。

【主诉】全身浮肿,尿量减少10余天。

【现病史】半月前因感冒发热后出现尿量减少。浮肿先见于眼睑,继则遍及全身。尿常规检查示尿蛋白(＋＋＋),尿红细胞0～1/HP,尿白细胞0～1/HP;体温38℃;血压146/100 mmHg。

刻下:低热微咳,大便不实,苔薄黄,脉浮大。

【既往史】既往体健,否认重大手术或外伤史。

【诊断】西医诊断:急性肾小球肾炎;肾性高血压。

中医诊断:急肾风。

【辨证】风水相搏。

【治法】疏风宣肺,发汗消肿。

问难:为何选用疏风宣肺之法治疗本案之水肿?

释难:治病当审证求因,患者水肿乃因风邪袭于肺卫,与水湿相搏所致,故在治疗时也需依据风水相搏之病因来辨证论治。因此,疏风宣肺以散其上,渗湿利尿以消其下,俾得上下分消,水势孤矣。

【处方】三拗汤加减。

【用药】麻黄1.2 g   杏仁5 g   紫苏子5 g   紫苏叶1.5 g

      防风3 g   生黄芪15 g   莱菔子5 g   茯苓15 g

      生薏苡仁12 g   陈皮3 g   生姜皮3 g   炙鸡内金3 g

      杜仲9 g   续断5 g   生甘草1 g   车前子9 g^{包煎}

问难:疏风宣肺法常见的适应证及用法、方药为何?

释难:疏风宣肺法适应证为风邪袭肺证,但临床需区别偏于风寒或偏于风热而分别施治。症见恶寒发热,浮肿尿少,浮肿往往先见于眼睑,可以遍及全身,舌苔薄黄或薄白,脉浮,或见尿常规检查异常。偏于风寒者,常用三拗汤合五苓散加减,疏风散寒宣肺兼以渗湿利尿,上下分消,水肿可很快消退。常用药:麻黄、杏仁、紫苏叶、荆芥、防风、防己、茯苓、生薏苡仁、车前子、生甘草。偏于风热者,方选越婢加术汤或银翘散加减以疏风宣肺,清热行水。常用药:麻黄、石膏、杏仁、白术、紫苏叶、防风、茯苓等。

【疗效】患者经治后周身浮肿渐消,后继续加减用药,尿蛋白持续减少并转阴。

病案四   从肺治肾第2法

某男,14 岁。

【主诉】眼睑浮肿伴见泡沫尿1月余。

【现病史】2月前因发热咳嗽,诊断为上呼吸道感染,10 余天后出现眼睑浮肿,尿常规检查示尿蛋白(+++),颗粒管型(+),透明管型(+),尿红细胞(+);血压126/82 mmHg。

刻下:眼睑浮肿,精神萎软,口干欲饮,脉细,苔淡黄。

【既往史】无高血压等病史。

【诊断】西医诊断：急性肾小球肾炎。

　　　　　中医诊断：急肾风。

【辨证】风热袭肺，风水泛溢。

【治法】疏风清解，和络渗利。

【处方】银翘散加减。

【用药】金银花 9 g　　　连翘 9 g　　　生薏苡仁 12 g　　芦根 30 g

　　　　茯苓 9 g　　　　桃仁 3 g　　　红花 3 g　　　　玄参 9 g

　　　　川石斛 9 g　　　六一散 9 g^{包煎}

　　问难：针对此类风热袭肺所致急肾风患者，临床当如何选方用药？

　　释难：此类患者可见发热口渴，咳嗽痰黄，浮肿尿少，脉浮数，苔黄等症状，尿常规检查异常。常选用银翘散加减。常用药：桑叶、金银花、连翘、浮萍、防风、黄芩、薄荷、南沙参、杏仁、桔梗、浙贝母、茯苓、白茅根、芦根、车前子、生甘草等。若热甚痰多咳重伴气喘，加石膏、知母、金荞麦，或以越婢加术汤加减。

　　【疗效】患者服药后眼睑浮肿及口干症状消失，后继续加减服用中药，尿蛋白波动性下降并最终转阴。

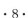

病案五　　从肺治肾
第 3 法

某男，23 岁。

【主诉】尿血 3 天。

【现病史】1 月前因受凉而出现恶寒发热，咽痛咳嗽，自服解热镇痛药及抗生素后，发热退而咽痒仍作。3 天前晨起出现肉眼血尿一次，无尿频、尿急、尿痛。尿常规检查示尿隐血（＋＋＋），尿蛋白（＋），尿红细胞 126 万/mL，混合型红细胞。

　　刻下：面部无水肿，咽红，两侧扁桃体Ⅰ～Ⅱ度肿大，舌淡红，苔薄黄，脉细。

【既往史】否认高血压、糖尿病等病史。

【诊断】西医诊断：急性肾小球肾炎。

　　　　　中医诊断：急肾风。

【辨证】咽喉湿热。

【治法】清咽渗利。

问难：为何肾脏疾病要从咽喉论治？

释难：肺为人体之华盖，主一身之表，外合皮毛，通过口、鼻、诸窍与外界相通。咽喉为肺系所属，肺之经脉通于喉咙，是肺之门户。六淫等外邪侵袭人体，首先犯肺，肺卫失宣，肺窍不利，出现口鼻咽喉部位的症状；外邪入里化热，变生痰湿，肺失宣肃，可出现咳嗽、咯痰、气喘等肺经症状，甚则损伤肺气肺阴。然《灵枢·经脉》中指出："肾足少阴之脉……其直者，从肾上贯肝膈，入肺中，循喉咙，挟舌本。"故咽喉不仅为肺之门户，也是外邪循经伤肾之门户。风邪循经至肾，又可发为"风水""肾风"，出现水肿、蛋白尿、血尿等。慢性肾小球肾炎急性发作、IgA 肾病因咽部感染而发病或加重情况相类似，可参照本法治疗。

【处方】玄麦甘桔汤加减。

【用药】
玄参 10 g	麦冬 10 g	射干 10 g	金银花 10 g
鸭跖草 15 g	生薏苡仁 20 g	茯苓 20 g	石韦 10 g
小蓟 15 g	白茅根 30 g	仙鹤草 15 g	枸杞子 20 g
侧柏炭 15 g	生甘草 5 g		

【疗效】复诊时，尿常规检查示尿隐血（＋），尿蛋白（＋－），尿红细胞 23 万/mL，混合型红细胞；血生化检查示肝肾功能正常；血压 130/80 mmHg，仍觉咽痒不适，舌苔根黄腻，舌质淡红，脉细。治疗仍宗原意，前方去鸭跖草，加蝉蜕 6 g。

问难：哪类患者适合从咽论治？常用方药为何？

释难：从咽论治适用于急肾风见风热蕴结咽喉证患者，乃风邪热毒搏结咽喉，蕴于肺系，传变于肾，发为急性肾小球肾炎。患者可见咽喉疼痛较著，发热浮肿，尿少而黄，苔黄脉数。常选用银翘散合玄麦甘桔汤加减。常用药：金银花、连翘、前胡、防风、制僵蚕、牛蒡子、浮萍、玄参、射干、桔梗、黄芩、车前子、芦根、生甘草等。若伴音哑，加玉蝴蝶、蝉蜕；若咽喉疼痛可用锡类散吹喉。

慢性肾小球肾炎

病案一

某女,58岁。

【主诉】蛋白尿10个月,右肾肾癌部分切除术后9月。

【现病史】10个月前因下肢水肿就诊,检查发现蛋白尿、高血压、右肾占位,于外院行右肾部分切除术,术后诊断为右肾透明细胞癌,肾脏病理示肾小球系膜增生性病变。服用复方α-酮酸片、厄贝沙坦、健肾片,病程中24 h尿蛋白定量最多为4.0 g,近期复查24 h尿蛋白定量为2.0 g。

刻下:双下肢水肿,倦怠乏力,右侧腰胁部游走性疼痛,纳可,口干苦不甚,夜寐欠安,夜尿1~2次,大便日行2~3次,成形,舌淡红,苔黄,脉细。

【既往史】否认高血压、糖尿病、肝炎、结核等病史。

【诊断】西医诊断:慢性肾小球肾炎(肾小球系膜增生性病变);右肾透明细胞癌术后。

中医诊断:水肿;慢肾风。

【辨证】肾虚湿热。

问难:《素问·至真要大论》中云:"诸湿肿满,皆属于脾。"《素问·水热穴论》又云:"肾者胃之关也,关闭不利,故聚水而从其类也……胕肿者,聚水而生病也。"水肿在病位上往往多责之肺、脾、肾,患者以水肿为主诉,如何辨其脏腑虚实?

释难：慢性肾小球肾炎是多种原因引起的肾小球病变，其病机不外乎本虚、标实两个方面。内因是其根本，外因如外邪、饮食、劳倦影响其病变轻重。慢性肾小球肾炎病变脏腑以肾为主，每影响肺、脾，甚至肝，出现多脏同病，常兼夹外感、水湿、湿热及瘀血，病程反复迁延，加重肾虚，导致脏腑功能进一步失调，日久迁延不愈，由气虚、气阴两虚可致阴阳亏损，气血俱虚，标实可演变为湿、热、瘀诸邪胶结内蕴而化为浊毒。就本案患者而言，以下肢水肿为主要临床表现，全身症状以倦怠乏力为主，无明显热象或寒象，且历经手术切除部分肾脏，亦有损于肾气，可推知其本虚以肾气虚为主。正越虚，邪越盛，则病变更加复杂难愈。本案患者病程尚短，以湿热为标，瘀血浊毒尚不显，故肾气虚、湿热是本案的主要病机所在。

【治法】益肾和络清利。

问难：从症状、舌脉象来看，患者尚无瘀血之象，为何治法中需"和络"？

释难：治疗肾病讲究"久病必和络"。本案患者虽病程不久，亦近 1 年，尽管症状上无明显瘀象，但肾脏是运行血气的脏器，其病理状态下，脾肾两虚、水湿停聚，故而有气血运行不畅之基础，肾脏络脉瘀阻，损伤不可避免。根据瘀血的不同程度分别用药。本案患者"络病"较轻，用轻药"和络"，如牡丹皮、丹参、赤芍、川芎、当归、桃仁、红花、泽兰之类，适用于瘀血证较轻或不明显者，此类药每参于各法当中使用。

【处方】自拟方。

【用药】续断 15 g　桑寄生 15 g　杜仲 15 g　怀牛膝 10 g
　　　　女贞子 20 g　枸杞子 20 g　太子参 15 g　黄芪 30 g
　　　　炒白术 15 g　生薏苡仁 30 g　茯苓 30 g　茯神 30 g
　　　　丹参 20 g　川芎 10 g　炒当归 15 g　红花 10 g
　　　　青风藤 20 g　炙桑枝 20 g　谷芽 20 g　麦芽 20 g
　　　　车前子 20 g^{包煎}　白花蛇舌草 30 g　半枝莲 30 g　石打穿 15 g
　　　　红枣 10 g　炙甘草 5 g
　　　　中成药：保肾片*，每次 4 片，每日 3 次；至灵菌丝胶囊，每次 4 粒，每日 3 次。

---

*　江苏省中医院院内制剂。

问难：清热利湿药大多苦寒，方中生薏苡仁、白花蛇舌草、半枝莲等药用量偏大，是否会寒凉太过损伤脾阳？

释难：药有四气五味，苦能除湿、寒凉清热，临证时需注意，苦寒能清利但要防其伤阴，故不可清利过度。就本方中药味而言，生薏苡仁甘淡微寒，利水渗湿又健脾，乃清补淡渗之品，药力和缓，且质地较重，故用量需倍于他药，其药食同源，《本草新编》云其"最善利水，不至损耗真阴之气"。白花蛇舌草微苦甘寒，可清热解毒、利湿通淋；半枝莲苦寒，清热解毒、化瘀利尿，此类清热利湿药在运用中需注重配伍和用量。清热利湿常根据上、中、下三焦和皮肤等部位的不同而遣方用药，又须辨湿与热的轻重主次，或化湿渗利为主，或清热解毒为要，还应根据兼夹之邪随症治之。上焦湿热常用鱼腥草、车前草、桑白皮、黄芩、白茅根、芦根。中焦湿热常用苍术、生薏苡仁、茯苓、黄连、泽泻、藿香、佩兰。下焦湿热以血尿表现为主者常用白茅根、景天三七、荠菜花、大蓟、小蓟、槐花、仙鹤草、生地榆等；以蛋白尿为主者加石韦、白花蛇舌草、荔枝草、凤尾草等；尿频、尿急者加黄柏、萹蓄、瞿麦、鸭跖草、金钱草、蒲公英、紫花地丁等。湿热弥漫三焦，蒙上流下，则上、中、下三焦同治。

问难：患者病位在肾，为何方中加用太子参、白术、茯苓等多味健脾药？

释难：肾脏疾病虽病本在肾，但脾、胃与肾密切相关。脾主运化，是脾气及脾阴脾阳协同作用的结果，但有赖于肾气及肾阴、肾阳的资助和调节；肾藏精及其化生的元气，亦赖脾运化的水谷精微不断充养和培育。经云"诸湿肿满，皆属于脾"，张景岳亦说"脾虚则土不制水而反克"。脾失健运，土不制水，致使湿邪流连，湿聚成水，泛溢肌肤，而成水肿，故水肿病位虽在肾，治疗应脾肾同治，不可见肾只治肾。此外，补肾之品大多滋腻助湿，若脾胃之气虚弱，则虚不受补反增其害。故健运脾胃是治疗肾病不可忽视的重要内容，须遵先贤"人以胃气为本""得谷者昌，失谷者亡"的训导，顾护中气与维护肾气一样重要。

【疗效】服上方 2 月后，复查 24 h 尿蛋白定量为 2.1 g。

刻下：腰痛缓解，足踝部水肿，精神好，纳可，夜寐安，夜尿 1 次，大便可，苔黄，脉细。

上方去红枣、炙甘草，加猫爪草 10 g，制僵蚕 20 g，牛蒡子 15 g，黄蜀葵花 30 g，石韦 30 g。

问难：服药 2 月，而尿蛋白无明显下降，何时应当守方继进？

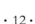

释难：慢性肾小球肾炎属正虚邪实的证候，邪正相争呈相峙之势故而难治，不可稍有懈怠。扶正祛邪，维护肾气，降低蛋白尿，保护肾功能乃长期治疗的目标，中医治疗若辨证准确，治法恰当，遣方用药合拍，尚需守法守方以待其效，古语有云"效不更方"。患者服药后，若有部分症状改善或消失，而未达到治愈，且其基本病机实质没有改变，则应守方继进。对本案患者而言，虽24 h尿蛋白定量无明显降低，但未再反复波动，且服药后精神情况明显好转，可知辨证无误，查其病机仍在，故守方继进，缓图疗效。

　　再服14剂，复查24 h尿蛋白定量为1.6 g，后继续加减用药，半年后24 h尿蛋白定量已降至0.23 g，继续服药，尿蛋白定量持续减少，最近一次复诊（距初诊13个月），24 h尿蛋白定量已正常。

病案二

某女，34岁。

【主诉】血尿7年余。

【现病史】7年前感冒后出现肉眼血尿，后反复感冒、扁桃体炎发作，反复尿常规检查示红细胞阳性。1年前行扁桃体切除术。1周前尿MDI检查示尿红细胞4万/mL，形态多形型红细胞；肝肾功能正常；血常规检查示血红蛋白99 g/L。

刻下：易疲劳，腰酸时作，夜间口干明显，月经提前3～5天，血块较多，色红，时有经间期出血，纳可，夜寐欠安，无夜尿，大便日行1次，不成形，咽红，舌质红，苔黄，脉细。

【既往史】有慢性盆腔炎病史。

【诊断】西医诊断：慢性肾小球肾炎。

　　　　　中医诊断：慢肾风。

【辨证】肾虚湿热。

　　问难：慢性肾小球肾炎血尿如何明辨病机？

　　释难：慢性肾小球肾炎镜下血尿，是血溢脉外而成，辨血尿之病机，需牢记本虚标实是病机根本。病位在肾，与肺、脾密切相关，外感风热、饮食不节、劳倦损伤为其病因。但无论因肺虚、卫外不固，复感风热外邪，还是因脾胃虚弱、饮食不节致湿热内蕴，总由先天肾精亏虚所致，故肾虚乃病之根本。其病初起多为风热，继而酿生湿热、瘀血，久则脾肾两虚，脾虚统血无权、肾

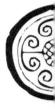

慢
性
肾
小
球
肾
炎

虚藏精失职、气血亏虚血脉瘀阻,虚实夹杂。热盛迫血妄行或气虚摄血无力,均致血溢脉外,损及肾络则见蛋白尿、血尿。正如《灵枢·百病始生》所云:"阳络伤则血外溢,血外溢则衄血;阴络伤则血内溢,血内溢则后血。"

问难:感冒、扁桃体炎发作是否与肾炎血尿有关?为什么?

释难:咽属肾所主,喉为肺之门户,咽喉与肾通过经脉相连,正如《灵枢·经脉》所云:"肾足少阴之脉……其直者,从肾上贯肝膈,入肺中,循喉咙,挟舌本。"故外邪感染,肺气失宣,往往亦导致慢性肾小球肾炎复发,慢性肾小球肾炎的传变也往往循经络而行,易诱发咽喉的不适。外邪入侵,途径不外乎口、鼻、皮毛,或为卫营内传,或为直中,风热之邪其性轻扬向上,首先犯上,口鼻而受,咽喉者为必经之关隘。由于其经脉的络属,咽喉之疾每可循经侵犯足少阴肾。邪之所凑,其气必虚,风热邪毒搏结咽喉、湿热邪气留恋不解,亦导致正气损伤,而更易感染外邪,故肾病的发生与肺和咽喉密切相关。因此,肺咽同治是治疗肾病的重要手段。

【治法】益肾清利,养血调经。

问难:患者月经血块多,可见瘀血阻络之病机,请问调经化瘀与慢性肾小球肾炎治疗是否有关?

释难:慢性肾小球肾炎反复发作,本案患者病程已有7年,久病血络不和,影响冲任之调摄,下焦湿热、瘀血并存,月经不调且盆腔炎久作,正如叶天士所云"久病入络",应用活血药可调摄经血;在肾炎治疗中,活血化瘀法不仅可防出血留瘀之弊,还有助于祛风,正所谓"治风先治血,血行风自灭",活血药有灭风之功,可达养血祛风之效。

【处方】自拟方。

【用药】

续断 15 g	桑寄生 15 g	制狗脊 15 g	当归 20 g
赤芍 10 g	白芍 10 g	枸杞子 20 g	益母草 15 g
丹参 15 g	川芎 10 g	血余炭 10 g	太子参 10 g
生黄芪 30 g	生薏苡仁 30 g	茯苓 30 g	茯神 30 g
椿根皮 20 g	蜀羊泉 20 g	蒲公英 20 g	萹蓄 20 g
白茅根 30 g	红枣 10 g	生甘草 5 g	防风 6 g
三七粉 1.5 g^{冲服}			

问难:补肾法如何在慢性肾小球肾炎血尿中应用?

释难:慢性肾小球肾炎之本虚,根源在于肾气不足。培补肾元常分补

邹燕勤肾病查房实录

肾气、滋肾阴、温肾阳。补益肾气,常选续断、桑寄生、十大功劳、狗脊、杜仲等平补肾气之品;气虚日久伤阴,此时需补气而兼顾养阴,常在补气药中加入生地黄、山茱萸、制何首乌、枸杞子、女贞子、蒺藜等平补肾阴之类,甘凉而不滋腻;气为阳之微,后期气虚渐损及阳,或阴伤及阳,此时多用菟丝子、淫羊藿、仙茅等平补肾阳之品,甘温而不过热。培补肾元,需缓缓图治,用平补之法,不宜用峻猛之药,选用甘平之剂,使补而不滞,滋而不腻,温而不燥。

问难:活血法如何在慢性肾小球肾炎血尿中应用?

释难:药理研究表明,活血化瘀药能减少免疫复合物在肾小球基底膜的沉积,减轻肾脏损害。在临床应用中,对于无明显血瘀证候者,用当归、赤芍、丹参、川芎等养血和络,以达养血活血而不破血;月经不调、血块多者,则选用桃仁、红花、益母草、三七等活血调经;瘀血征象重,疾病顽固不愈,反复出现蛋白尿者,舌质紫暗、唇甲色暗等,则可选用三棱、莪术,或加用虫类药如全蝎、蜈蚣、僵蚕、土鳖虫、地龙、水蛭等破血逐瘀。三七粉化瘀止血之功效显著,可加在药液中冲服,可达化瘀止血、活血定痛、补虚强壮之效,不论虚实皆可应用。

问难:为何应用茯苓、茯神?

释难:茯苓甘淡,既能健脾又可利水,是肾炎治疗中常用且多用的药物,夜寐不佳,合用茯神以安神。

【疗效】服药14剂,尿常规检查示尿红细胞已转阴性,已无贫血,后间断服药,诸症得平。

病案三

某女,26岁。

【主诉】发现蛋白尿半年。

【现病史】体检时,尿常规检查示尿蛋白(＋＋＋)。服用黄葵胶囊,后复查尿常规示尿蛋白(＋～＋＋)。

刻下:易疲劳,口干,水肿不显,纳寐可,二便调,舌质红,苔薄黄,脉细。

【既往史】否认高血压、糖尿病、肝炎等病史,否认重大手术及外伤史。

【诊断】西医诊断:慢性肾小球肾炎。

中医诊断:慢肾风。

【辨证】肾气阴两虚,湿热内阻。

问难：如何通过症状及舌脉辨证肾之气虚、阴虚或阳虚？

释难：慢性肾小球肾炎患者常有水肿,小便中泡沫增多,伴有腰酸痛、疲倦乏力,纳少或脘胀,大便溏,尿频或夜尿多,舌质淡红、有齿痕,苔薄白,脉细等,均为肾气虚表现。脾肾气虚,水气不运,日久可伤及阴分,或在治疗中使用激素、免疫抑制剂、利尿剂等伤阴之品,可导致气阴两虚证,甚至肾阴虚证,症状为咽燥口干,咽部暗红,手足心热,头目眩晕等。久延不已,阴伤及阳,出现脾肾阳虚,火不暖土,水湿泛滥,症见面、肢、胸腹一身尽肿,尤以下半身水肿明显,而且肿势较甚,腰腹胀满,下肢按之凹陷如泥,腰背酸痛,畏寒怕冷,面色苍白,或灰暗黧黑,纳少神疲,大便稀溏,脉细或沉细苔薄白,舌质淡,舌体胖嫩。

问难：为何辨为湿热证？

释难：在慢性肾小球肾炎的过程中,湿热是基本的病因,贯穿病程始终。湿热日久损气伤阴,并可兼夹风邪,招致外湿,变生瘀血,致浊毒蔓延。正越虚,邪越盛,则病变更加复杂难愈。所以清热利湿之法常贯穿病程始终。

【治法】补气养阴,清利湿热。

问难：补气养阴法在应用中如何防滋腻？

释难：慢肾风的病机虽然以正虚为根本,但同时亦有邪实内蕴的一面,补气养阴若用之不慎,恐有滋腻助邪之弊,故选用甘平之剂,补而不腻,以达清补之效。补气常选用太子参、茯苓、白术、甘草、薏苡仁、黄芪,为补气健脾基本方(即四君子汤加黄芪、薏苡仁)。太子参以其味甘苦而性平,益气养阴而无滋腻之嫌；黄芪宜生用,炙用恐助痰生热；白术补气健脾,燥湿利水,虽有甘温之性,但与诸甘平淡渗之品如车前子同用,则温燥之性得制。养阴药亦以清补为主,配合渗利之品同用。

【处方】参芪地黄汤加减。

【用药】

太子参 15 g	生黄芪 30 g	生地黄 10 g	山茱萸 10 g
石韦 20 g	天冬 20 g	麦冬 20 g	制僵蚕 20 g
牛蒡子 15 g	南沙参 20 g	北沙参 20 g	土茯苓 30 g
蒲公英 20 g	瞿麦 20 g	萹蓄 20 g	椿根皮 20 g
蜀羊泉 20 g	知母 10 g	黄柏 10 g	车前草 20 g
荔枝草 20 g	生甘草 5 g		

邹燕勤肾病查房实录

问难：太子参补气之力弱于西洋参和人参，而本案为何不用西洋参和人参大补元气？

释难：补气诸参中，太子参最为平补，味甘、微苦而性平偏寒凉，补气健脾、益气养阴而无滋腻之嫌。太子参与黄芪相伍，既可制约其甘温益气温燥之性，又可防利湿之品苦燥伤阴。对气虚兼有阴分不足者，可加西洋参以清补。之所以不用人参，是因为人参味甘，性温，补益之力较强，而肾小球疾病多夹有实邪为患，用之恐有助邪之弊。若气虚较甚，标实不显，多用党参。

问难：如何平衡扶正与祛邪药味的用量？

释难："祛邪可以匡正""邪去则正安"，根据邪正双方的标本轻重缓急，决定祛邪与扶正的主次。慢性肾小球肾炎急性发作，湿热明显者，以清利治标为主，兼顾补虚扶正；热证减，病情缓解后，再加强扶正固本，以防复发；若素体不足，本虚为主，湿热不著者，当扶正固本为要，此时兼顾清热利湿。

问难：为何甘草选生用而不炙用？

释难：甘草一味，用量宜轻，常在 3～5 g 之间，取其甘味益气，生者长于清热解毒而益气，炙者则长于补气健脾，使用时，据热象之有无酌情选用，本案尚有舌红苔黄之热象，故生用甘草。

【疗效】服药 14 剂，尿常规检查示尿蛋白为弱阳性，疲劳明显缓解，继续服前方加减月余，以巩固疗效。

病案四

某女，26 岁。

【主诉】蛋白尿半年余。

【现病史】半年前妊娠 28 周，因胸闷、心慌在当地妇幼保健院就诊，发现高血压（180/100 mmHg），尿蛋白（＋＋＋）（孕前尿常规检查正常），诊断为重度子痫前期，予引产，后至外院就诊，行肾穿刺活检，病理检查示局灶性节段性肾小球硬化症，服用黄葵胶囊、百令胶囊、阿魏酸哌嗪，目前血压、肾功能均正常。昨日外院查尿常规示尿蛋白（＋）。

刻下：腰部不适时作，纳谷可，二便调，余无不适，舌淡红，苔黄，脉细。

【既往史】否认糖尿病、肝炎、结核等病史。

【诊断】西医诊断：慢性肾小球肾炎；局灶性节段性肾小球硬化症。

中医诊断：慢肾风。

【辨证】肾虚湿热。

问难：孕期子痫与引产后发生的肾炎是否有关？

释难：妊娠过程中，孕妇心排血量增加，全身血流重新分布，肾脏血流动力学变化较大，肾脏生理功能发生相应调整，包括肾血流量、肾小球滤过率增加，肾脏体积增大，尿路扩张等，均有可能导致生理性或病理性蛋白尿的产生。尿蛋白可通过毒性作用直接损伤肾小管，使肾小管上皮细胞发生凋亡，还可通过免疫介导作用和促进活性氧的产生等造成肾损伤，导致肾脏病变呈慢性进展甚至加重。

问难：若本案患者为有生育需求的青年女性，以后能否正常妊娠？

释难：孕前大量蛋白尿，血压及血糖控制不佳者妊娠期易发生子痫前期、急性肾损伤、早产等，故需要在蛋白尿、血压等控制良好的情况下再考虑妊娠。

问难：慢性肾脏病患者如何进行孕前调理？

释难：慢性肾脏病患者在计划妊娠时应停用妊娠期禁忌的药物。对于蛋白尿、血压等控制不良，不适宜妊娠者应严格避孕，避免使用含雌激素的药物。避免劳累，防止受凉感冒，保持良好的生活习惯，戒烟酒，加强营养，提高机体免疫力，必要时减轻体重。

【治法】益肾和络渗利。

【处方】自拟方。

【用药】

续断 15 g	桑寄生 15 g	怀牛膝 10 g	女贞子 20 g
枸杞子 20 g	太子参 15 g	生黄芪 30 g	炒白术 10 g
生薏苡仁 30 g	茯苓 30 g	茯神 30 g	制僵蚕 20 g
牛蒡子 15 g	黄蜀葵花 30 g	石韦 30 g	丹参 20 g
赤芍 15 g	川芎 10 g	红花 10 g	车前子 30 g[包煎]
白茅根 15 g	芦根 15 g	白花蛇舌草 15 g	红枣 10 g
生甘草 5 g			

【疗效】服药 1 月余，尿常规检查示尿蛋白（+−）；24 h 尿蛋白定量为 0.6 g。予原方中加全蝎 3 g，地龙 10 g，继续服药。

问难：为何在复诊处方中加入全蝎、地龙？

释难：慢性肾小球肾炎患者出现蛋白尿时，通常以祛风清热之黄蜀葵花、石韦、牛蒡子、猫爪草等治疗,若尿蛋白持续不降时,再加虫类药物降尿蛋白,且常先用无毒之僵蚕、蝉蜕,不效渐加全蝎、地龙、水蛭、蜈蚣等。

问难:虫类药用法用量如何?

释难:虫类药需安全使用以防其毒性伤及肝、肾,剂量需从小剂量开始逐渐增加,大剂量仅可在短期内使用以达快速降尿蛋白之效,长期使用仍以小剂量为宜。僵蚕可用至 10~20 g,蝉蜕质轻灵,用至 6~8 g 即可。而全蝎、蜈蚣、水蛭有小毒,使用时需注意控制剂量,一般全蝎 1.5~3 g,蜈蚣 3 g,水蛭 3 g,避免其毒性反应,亦使无伤正气。

问难:虫类药应用如何制约其毒性?

释难:虫类药应用时需进行合理的配伍,必配以健脾补肾、补气养阴、益气活血、滋阴清利之法,以扶正解毒常加用红枣、稆豆衣、甘草以制其毒性。

继续加减服药半年,24 h 尿蛋白定量降至 0.1 g。

病案五

某男,32 岁。

【主诉】尿常规检查异常 5 月余。

【现病史】5 月前体检发现尿常规检查示尿蛋白(+),尿红细胞(+),24 h 尿蛋白定量 0.76 g,尿红细胞 524 万/mL,混合型红细胞;肾功能、血压均正常;B 超示双肾多发结石。

刻下:腰酸痛,乏力,咽痛,易感冒,纳可,寐安,二便调,双下肢不肿;咽红,舌质红,苔薄黄,脉细。

【既往史】否认高血压、糖尿病等慢性疾病史。

【诊断】西医诊断:慢性肾小球肾炎。

中医诊断:慢肾风。

【辨证】肺肾阴虚湿热。

问难:病位在肺、肾,何解?

释难:慢性肾小球肾炎往往责之肺、脾、肾三脏。肺居上焦,主一身之气,为水之上源,肾水之母。《灵枢·百病始生》云:"风雨寒热不得虚,邪不能独伤人。"肺虚则卫外不固,外邪易乘虚而入,循经传变,进一步引发或加重肾脏病变。肺气不足,通调水道不力,母病及子,常常影响肾脏气化主水功能。

问难：咽喉与肾炎相关是否有现代医学证据？

释难：现代医学有咽炎相关性肾炎，咽喉部的慢性感染灶会反复产生免疫复合物，激活补体及细胞因子，对肾脏造成一系列损伤。因此，有效清除感染灶，控制炎症，有利于肾脏病的恢复。

【治法】清咽益肾渗利。

问难：清咽益肾之治法如何？

释难：《灵枢·经脉》云："肾足少阴之脉……其直者，从肾上贯肝膈，入肺中，循喉咙，挟舌本。"慢性肾小球肾炎初期乃风邪热毒蕴结咽喉，治理咽喉为第一步，也是治疗成败的关键。病情初起，在治疗中应先祛邪后扶正，清肺热利咽喉，以防邪热下传于肾。

【处方】自拟方。

【用药】
玄参 10 g	射干 10 g	桔梗 6 g	冬凌草 10 g
金银花 10 g	续断 15 g	桑寄生 15 g	女贞子 20 g
枸杞子 20 g	僵蚕 20 g	牛蒡子 15 g	黄蜀葵花 30 g
石韦 30 g	猫爪草 10 g	白茅根 30 g	仙鹤草 30 g
红枣 10 g	生甘草 6 g		

问难：用药为何以清热利咽为主？

释难：《素问·五常政大论》有云："病在上，取之下；病在下，取之上。"这是从咽治肾之理论根源。慢肾风的发生、加重、复发均与咽喉密切相关，慢肾风病机核心在肾，而咽喉是发病之源。邪毒久结咽喉，随少阴经脉下犯于肾，导致病情反复，故清咽解毒、透邪外达为首选治法，护咽固卫、防止外感是治疗和稳定病情的重要环节，也是维护肾脏的重要措施。咽喉一有风吹草动，下焦肾即不安，发作期予疏风泄热、清热利咽以祛邪治标，以防邪热下传于肾；缓解期予补益肺肾、养阴利咽以扶正治本。

问难：清咽益肾如何遣方用药？

释难：清利咽喉分为清热利咽、养阴利咽，即发作期予疏风泄热、清热利咽以祛邪治标，缓解期予补益肺肾、养阴利咽以扶正治本。常选用玄麦甘桔汤及银翘散加减。若咽部红肿明显，则以射干、牛蒡子、蒲公英、金银花、连翘、重楼等清热利咽；若咽部肿痛不显，则以沙参、麦冬、玄参、芦根、百合等养阴利咽。对于热毒甚者加黄芩、栀子，配合茯苓、薏苡仁、车前草、猫爪草、白花蛇舌草等，一方面清热解毒，控制咽炎；另一方面清利湿热，使热毒湿热之邪从下而走,减轻肾脏损伤。

问难:患者平素易患感冒,如何用药干预?

释难:感冒病机为外邪侵犯肺卫,《素问·评热病论》有云:"邪之所凑,其气必虚。"故治疗中应用补肺气之法以正本清源,在未感冒时便可加用玉屏风散加减以补肺固表,方中黄芪温补肺气,利水固表,用量可达 30～50 g,俾肺气旺,御邪外侵,上源清则下流畅,常配防风以助黄芪走表,另加白术、茯苓皮、猪苓、车前子等兼补气固表、利水消肿,不仅可使水肿消退,还可扶助正气,使卫表固。

【疗效】服药 14 剂,1 月后复查 24 h 尿蛋白定量 0.44 g,尿红细胞 59 万/mL,腰酸乏力好转,感冒未作。

病案六 反佐疗法治疗肾脏病 反佐疗法治疗肾脏病(音频)

某男,40 岁。

【主诉】口腔溃疡反复发作。

【现病史】既往慢性肾小球肾炎病史,尿常规检查示尿隐血(＋＋),尿红细胞 57 万/mL,形态多形型红细胞。近期反复发作口腔溃疡,影响进食。

刻下:咽喉疼痛,咽红,口干欲饮,舌、颊碎痛,唇红,舌质红,苔少,脉细。

【既往史】否认高血压、糖尿病等病史。

【诊断】西医诊断:慢性肾小球肾炎;口腔溃疡。

　　　　中医诊断:慢肾风。

【辨证】阴虚阳越。

【治法】滋肾清肺,引火归元。

【处方】导阳归肾汤加减。

【用药】
生地黄 10 g	玄参 10 g	麦冬 10 g	射干 10 g
黄芩 10 g	薏苡根 30 g	茯苓 30 g	南沙参 15 g
北沙参 15 g	白茅根 30 g	荠菜花 20 g	炒黄连 1.5 g
肉桂粉 0.5 g冲服	生甘草 3 g		

问难:患者一派阴虚之象,为何仍加入肉桂温阳之品?

释难:明代名医张景岳有云:"善补阳者,必于阴中求阳,则阳得阴助而生化无穷,善补阴者,必于阳中求阴,则阴得阳升而泉源不竭。"阴虚患者理当滋阴,但一味补阴,滋腻碍胃,不易吸收。大队滋阴药中加入些温阳药,可鼓舞正气,全身功能振奋运作,防滋腻不易吸收之弊,且能阳生阴长。而肾病肾虚常肾元不足,阳虚与阴虚只是偏重不同而已,故在处方中加入少量肉桂。同时,小剂量肉桂有助于引火归元,此为中医反佐疗法的应用,具体反佐疗法之应用参见二维码中内容。

问难:本案患者处方的由来是什么?

释难:此方为家父的导阳归肾汤加减而来,导阳归肾汤专治肾阴亏虚,虚阳上越所致之口腔疾病,肺胃实热者不宜使用。口腔疾病中尤以口疮患者为多,于大队壮水滋阴药中,少加助阳之品,以引火归元,是轻灵之反佐疗法。导阳归肾汤中生地黄滋养肾阴,龟甲咸寒入肾,玄参滋阴降火入肾,麦冬养阴,清心肺之热,蒲黄、炒黄连泻心火,生甘草清热解毒,远志开展心气,党参补气助阳,妙在小剂量之肉桂,借滋肾壮水之力,引入肾宅,达引火归元之目的。在慢性肾小球肾炎、慢性肾衰竭的患者中常有此症,亦常用有效。

【疗效】半月后复诊时,口腔溃疡已愈。上方去炒黄连、肉桂粉。3月后复诊时,未有发作,肾病亦稳定。4月后又来院复诊,自觉无特殊的不适感,唯觉口干,咽部不适。舌质红,苔薄黄,脉细,口腔溃疡未发,尿常规检查呈阴性,以滋肾清咽法巩固。

问难:反佐疗法在临床上治疗慢性肾脏病的应用经验有哪些?

释难:详见书中二维码音频内容,该内容详细介绍了反佐疗法的学习理解及运用,可供参考。

病案七

某女,36岁。

【主诉】慢性肾小球肾炎15年,近1月自觉头胀头昏。

【现病史】自觉头胀头昏,寐差多梦,有时微感恶心,苔少,舌红,脉细弦。血压150/92 mmHg。患者有慢性肾小球肾炎15年,继发肾性高血压,现口服氯沙坦钾片每日50 mg。

【既往史】否认糖尿病等病史。

【诊断】西医诊断:慢性肾小球肾炎;肾性高血压。

中医诊断:慢肾风。

邹燕勤肾病查房实录

【辨证】肝肾不足,阴虚阳越。

【治法】滋阴潜阳,内外同治。

【处方】杞菊地黄汤加减。

【用药】生地黄10 g　　玄参10 g　　山茱萸10 g　　南沙参15 g
　　　　北沙参15 g　　制何首乌10 g　枸杞子15 g　　菊花6 g
　　　　沙苑子10 g　　蒺藜10 g　　磁石20 g^{先煎}　首乌藤10 g
　　　　合欢皮15 g

外敷:每日用附子5 g,捣烂,贴敷双足足底涌泉穴。

问难:为何在已有内服汤药基础上加用外敷疗法?

释难:此用药方法为外治反佐,是内服、外敷相结合的反佐疗法。外治反佐疗法包括三种:外治药物的药性与内服主药的药性相佐,外治部位与发病部位的相佐,外治药物互为反佐。本法源于《普济方》中上病下取的反佐疗法,即运用大蒜、附子等捣碎贴敷涌泉穴以治疗鼻衄、鼻渊等病。本案中内服滋阴为主辨证方,外敷附子为反佐,可引纳浮阳,患者的血压自当下降。

【疗效】敷药后自觉头部舒爽,寐佳,不恶心,自测血压下降,连敷3天,来医院复诊,血压110/70 mmHg,从未有此标准。要求再敷,再予外敷药7天量,以冀巩固。

 膏方治疗慢性
肾病经验介绍

病案八

某女,36岁。

【主诉】蛋白尿反复30余年。

【现病史】5岁时因感冒发烧,经庆大霉素治疗后肾功能受损,致尿蛋白(++~+++),经治疗未见痊愈。30岁时经熟人介绍至邹燕勤教授处治疗。当时觉腰酸乏力,咽红。尿常规检查示尿蛋白(++),尿隐血(+++),尿红细胞增多。从肾虚湿热证辨治,尿蛋白渐消,尿有隐血及红细胞,病情长期稳定。后因工作劳累,尿常规检查示尿蛋白(++),并见尿隐血及红细胞,予以休息,继续治疗,精神好转。半年后就诊要求服用膏方。

刻下:自觉腰部酸痛,神疲乏力,活动多则气短,有时胸闷,口干,寐中多梦,大便日行2次,质黏,舌质红,苔薄黄,脉细。

【既往史】有胆囊炎史。

【诊断】西医诊断：药物性肾损伤。

中医诊断：腰痛。

【辨证】脾肾气阴两虚，兼有湿热。

【治法】益气养阴，健脾补肾，清咽渗利。

问难：膏方适用于哪类人群？

释难：膏方主要适用于以下三类人群，①慢性病病情稳定的患者：各种慢性肾脏疾病、慢性肾功能不全、糖尿病、肾虚、夜尿频多、呼吸系统疾病、贫血、血小板减少性紫癜、消化系统疾病、生殖系统疾病、心脑血管疾病、肝硬化、慢性肝炎、慢性疲劳综合征等；②亚健康人群：自觉身体不适，如失眠、健忘、心情烦躁、情绪低落、忧郁焦虑、神疲乏力、腰背酸痛等，而又没有发生器质性病变；③康复期患者：手术后，失血后，大病重病后，产后，肿瘤化疗、放疗后等身体恢复过程中可滋补。

【处方】自拟方。

【用药】
太子参 350 g	生黄芪 350 g	党参 350 g	薏苡仁 300 g
茯苓 300 g	薏苡根 300 g	山药 200 g	制黄精 150 g
玉竹 150 g	女贞子 200 g	墨旱莲 200 g	桑椹 200 g
生地黄 100 g	山茱萸 100 g	南沙参 150 g	北沙参 150 g
川石斛 200 g	制何首乌 300 g	熟地黄 80 g	砂仁 15 g^{后下}
续断 150 g	桑寄生 150 g	制狗脊 150 g	淫羊藿 150 g
仙茅 100 g	菟丝子 200 g	紫河车 100 g	补骨脂 100 g
玄参 100 g	麦冬 150 g	射干 100 g	金银花 100 g
牛蒡子 100 g	当归 150 g	赤芍 100 g	白芍 100 g
青风藤 200 g	鸡血藤 200 g	枸杞子 200 g	牡丹皮 150 g
丹参 150 g	川芎 100 g	红花 100 g	全瓜蒌 150 g
制远志 100 g	制僵蚕 150 g	全蝎 15 g	蝉蜕 60 g
石韦 200 g	猫爪草 100 g	地龙 100 g	白茅根 300 g
仙鹤草 300 g	大蓟 200 g	小蓟 200 g	荠菜花 200 g
茜草根 200 g	侧柏叶 150 g	地榆 150 g	景天三七 150 g
水牛角片 150 g^{先煎}	柴胡 30 g	黄芩 100 g	龙齿 200 g
首乌藤 300 g	合欢皮 300 g	柏子仁 150 g	制香附 100 g

香橼皮 100 g　　　枳壳 100 g　　　郁金 120 g　　　　佛手片 100 g

百合 200 g　　　　红枣 200 g　　　炙甘草 30 g

以阿胶 250 g,鹿角胶 100 g,龟甲胶 100 g,冰糖 600 g 收膏,冲入西洋参 150 g 浓煎药汁,煎调入三七粉 30 g。

【疗效】药后 1 个月,反复尿常规检查均呈阴性,于 2008 年 1 月底怀孕。孕后嘱停服一切药物,反复尿常规检查、测血压等,数月来一切正常,于 2008 年 10 月 8 日生产,产后尿常规检查及体检一切正常,母子健康。

问难:临床医生在针对肾病患者开膏方时需考虑哪些注意点?

释难:主要包括以下几点,① 膏方剂量的比例;② 膏方要辨证论治;③ 用药体现君、臣、佐、使配伍;④ 女子重调气血,男子重在补肾;⑤ 注意补肾;⑥ 注意脾胃功能的调理;⑦ 特殊药物的剂量掌握;⑧ 出膏率的掌握。

IgA 肾 病

病案一

某男,58 岁。

【主诉】尿常规检查异常 1 月余。

【现病史】1 月前上呼吸道感染,发热,后查尿常规示尿隐血(＋＋＋＋),尿蛋白(＋＋)。曾在某医院行肾穿刺活检,病理检查示 IgA 肾病(中度系膜增生性肾小球肾炎),今复查尿常规示尿隐血(＋＋＋),尿蛋白(＋＋);肾功能尚正常;血压 120/90 mmHg。

刻下:咽部红肿,苔白薄腻,脉略数。

【既往史】既往体健,否认高血压、糖尿病等病史。

【诊断】西医诊断:IgA 肾病。

中医诊断:慢肾风。

问难:IgA 肾病相当于中医的哪些病证?

释难:IgA 肾病是指肾小球系膜区以 IgA 或 IgA 沉积为主,伴或不伴有其他免疫球蛋白在肾小球系膜区沉积的原发性肾小球疾病。其临床表现为反复发作的肉眼血尿或镜下血尿,可伴有不同程度蛋白尿,部分患者可以出现严重高血压或者肾功能不全。IgA 肾病的临床表现在中医学中可归于"尿血""慢肾风""水肿""肾劳"等范畴。

问难:如何认识 IgA 肾病的中医病因病机?

释难：IgA肾病多因风、寒、湿、瘀等因素，在正虚的基础上诱发，使肺、脾、肾三脏功能失调所致。IgA肾病急性发作阶段，常由感受风热之邪所致；而慢性发作阶段，则多为气阴不足、脾肾气虚、肝肾阴虚或夹湿热、瘀血。因此，临床上需要明辨虚实，辨别有无外感，注意证候之间的转化或夹杂。

【辨证】风热夹湿，搏结咽喉，热迫肾络。

问难：咽喉同肾脏有何生理联系？

释难：咽喉是经脉循行之要冲，尤与手太阴肺经、足少阴肾经联系最为密切。《灵枢·经脉》云："肾足少阴之脉……其直者，从肾上贯肝膈，入肺中，循喉咙，挟舌本。"可见咽喉与肾在脏腑经络结构上密切相关。

问难：咽喉部外感之证如何导致肾络受损？

释难：此乃毒邪盘踞于咽喉，日久循经沿气血之道下行，渗入肾之膜原、血络所致。正如《诸病源候论·血病诸候》云："风邪入于少阴则尿血。"肾络受损，热迫血行，或肾气亏虚，摄血无力，血溢脉外而发为尿血；肾气化失调，三焦决渎失职，膀胱气化失常，水液潴留，泛溢肌肤，发为水肿；肾气不固，肾失封藏，精微外泄，精脂下流，则见蛋白尿。故顾世澄《疡医大全》云："凡喉痛者，皆少阴之病。"

【治法】疏风利咽，清热除湿法。

问难：本病上下同病，治疗如何兼顾？

释难：对IgA肾病的中医治疗，目前多认为由风热之邪上犯于肺，不解，下传于膀胱，热积下焦而发生血尿、蛋白尿，治疗以疏风散热，清上治下。IgA肾病的病位在肾，但临床上疾病的发生、发展常与肺、脾、肾三脏的功能状态有关。因此，在治疗过程中强调重点关注此三脏的生理及病理变化，能起到执简驭繁的效果。如肺气失治常伴见咽痒咳嗽，或咽喉肿痛，治疗分为清热利咽、养阴利咽两大法，前者以咽部红肿明显为辨证要点，加射干、蒲公英、金银花、连翘、蚤休、牛蒡子；后者以咽部暗红，肿痛不明显为辨证要点，加沙参、麦冬、玄参、芦根、百合。脾失健运常伴见纳少便溏，苔薄或腻，治疗分为健脾助运、健脾化湿两大法，前者以纳少、苔薄为辨证要点，加党参、白术、茯苓、薏苡仁；后者以便溏、苔腻为辨证要点，加凤尾草、马齿苋、车前草、生薏苡仁。肾失气化常伴见腰膝酸痛，肢体浮肿，治疗以益肾清利为大法，常加以补肾药和利湿药配伍，如牛膝、续断、桑寄生、山茱萸、石韦、车前草、白茅根等。

【处方】自拟方。

【用药】
玄参 10 g	射干 10 g	制僵蚕 10 g	金银花 10 g
蝉蜕 5 g	猫爪草 15 g	茯苓 15 g	生薏苡仁 10 g
丹参 15 g	白花蛇舌草 15 g	车前草 15 g	芦根 15 g
白茅根 15 g	生黄芪 30 g	太子参 15 g	生甘草 5 g

问难：方中为何用猫爪草？

释难：方中所用猫爪草，历代本草相关书籍中未见收载，异名三散草，为毛茛科植物小毛茛的块根，味甘，性辛温，无毒或有小毒，有解毒、散结、消肿功能。原用于治疗瘰疬、肺结核、疟疾。这里此药用于降低尿蛋白。

问难：从现代医学来说，IgA 肾病是个病理学诊断，其发病机制和感染、免疫等密切相关，在中医治疗时，如何针对西医的发病机制进行治疗？

释难：现代医学对各种肾脏病的发病机制认识较为深入。作为一名从事肾脏病临床研究的医生，要学会"西为中用"。既要充分学习、借鉴西医的病理学、免疫学、血液流变学等知识，也要尝试将其融入中医学理论中去，在辨证用药的前提下，灵活运用。如慢性肾小球肾炎的发生与细菌、病毒的侵入有密切关系，细菌、病毒作为抗原作用于机体免疫系统形成抗体，抗原、抗体结合形成免疫复合物沉积于肾小球，激活补体系统而导致肾炎的发生。而感染、炎症等，均可视为"热毒"。据此常在辨证用药的前提下加入金银花、连翘、蚤休、炒黄芩、焦栀子、紫花地丁、蒲公英等清热解毒之品。现代药理研究表明，清热解毒药有促进网状内皮系统的吞噬功能和杀菌、抗病毒能力，可排除病原，故可从一个侧面起到终止免疫反应的作用。

【疗效】前后调治近 1 年而病情缓解，尿常规检查转阴。随访 7 年余仍体质健康，尿常规检查均正常。

病案二

某女，45 岁。

【主诉】四肢水肿反复发作 10 年。

【现病史】近 10 年四肢水肿反复发作。半年前发现下肢浮肿较甚，休息后不能缓解，难以消退。至省人民医院就诊，尿常规检查示尿隐血（＋＋），尿蛋白（＋＋＋）。于 2008 年 5 月 19 日在外院行肾穿刺活检，病理检查示 IgA 肾病（系

膜增生型肾小球肾炎)。2008 年 7 月 14 日开始予醋酸泼尼松每天 40 mg,7 月 31 日起加量为每天 50 mg,尿常规检查示尿蛋白(＋＋～－),尿隐血(＋＋～＋＋＋)。9 月 23 日查血生化检查示三酰甘油 3.29 mmol/L,总胆固醇 8.51 mmol/L,高密度脂蛋白 2.12 mmol/L,低密度脂蛋白胆固醇 4.83 mmol/L,载脂蛋白 α 2.79 g/L,载脂蛋白 β 1.49 g/L。现服用醋酸泼尼松每次 50 mg,每日 1 次;雷公藤多苷片,每次 20 mg,每日 3 次;金水宝胶囊,每次 4 粒,每日 3 次;氯沙坦钾片每次 50 mg,每日 1 次及联苯双酯滴丸等药物。

刻下:疲乏无力,头胀,咽痛不适,纳可,寐安,夜尿 1 次,大便日行 1 次,尚成形,咽红,舌苔薄黄,舌质红,脉细。

【既往史】有高血压病史 15 年。

【诊断】西医诊断:IgA 肾病。

中医诊断:水肿。

问难:蛋白尿的发病机制为何?

释难:蛋白质乃水谷之精微,由脾所化生,为肾所封藏。若脾肾气虚,则肾之开阖失司、封藏失职,脾运不健,不能升清,则谷气下流,精微下泄,出现蛋白尿。此外,湿热流注下焦,清浊不分,则见尿液浑浊,小便中泡沫增多,发为蛋白尿。

【辨证】肺脾肾气虚,湿热内蕴。

问难:本案患者虚实夹杂,涉及脏腑较多,如何辨别?

释难:IgA 肾病是本虚标实的病候,临床辨证首先根据主症,辨别脏腑病位,是在肾、在脾、在肺、在肝,还是多脏同病。明确脏腑病位后,还须分清气血阴阳,是气虚、血虚、阴虚、阳虚,抑或气阴两虚、肾精亏损等。辨明患者的病位、病性后,即可明确其本证所属。另外,本病在本证的基础上常兼夹风、水、湿、瘀等标证中的一种或多种。对于兼症的辨证除了熟悉它的一般临床表现外,尤其重视尿、咽、舌、肿的辨证,这对于区别标邪的性质与轻重很有意义。在辨湿热证时,需注意诊察三焦,辨别不同的部位。风邪为患,变化多端,临床表现复杂,故临证之时要仔细辨察有无夹杂风邪。久病入络,久病必瘀,对于久病者应特别注意有无血瘀。

【治法】清咽益气渗利。

问难:治水肿的常用治法为何?

释难:治水肿多用“淡渗利水,轻药重投”之法。水肿是慢性肾小球肾炎最常见的症状,本虚标实、虚实错杂。肾炎水肿的治疗当以利水消肿为第一要务,总以健脾益肾、淡渗利水为主法。无论补脾肾之气,或温脾肾之阳、补脾肾气阴,淡渗利水之法为必用之法。淡渗利水的药物取自《伤寒论》五苓散,常用药:茯苓皮、生薏苡仁、猪苓、泽泻、车前子等。此类药物性平味淡,渗湿利水的作用平缓,但作用持久,能起到缓消其水的作用。对于肿势明显者,可采用"轻药重投"法,即作用轻缓之淡渗药物投以重剂,常可获肿退水消之效,且不伤正气。如茯苓皮为茯苓的皮部,渗湿利水作用强于茯苓,常用至50 g,生薏苡仁用至30 g,猪苓常用至30～40 g,泽泻20 g,车前子30 g。生薏苡仁等又有健脾的作用,并伍以太子参、生黄芪、炒白术等补气健脾之品,利水而不伤正。

【处方】自拟方。

【用药】

玄参10 g	射干10 g	麦冬15 g	金银花10 g
黄芩10 g	制僵蚕10 g	蝉蜕10 g	石韦20 g
猫爪草10 g	地龙10 g	丹参15 g	槐花10 g
太子参20 g	生黄芪30 g	生薏苡仁20 g	茯苓皮40 g
白茅根30 g	仙鹤草30 g	大蓟20 g	小蓟20 g
荠菜花20 g	车前草20 g	生甘草6 g	

问难:高脂血症是肾炎、肾病综合征患者常伴有的临床表现,在治疗中应如何兼顾?

释难:肾病患者常出现脂质代谢紊乱,血生化指标以胆固醇、三酰甘油升高居多,对此常采用荷叶、决明子、山楂、绞股蓝等药物降血脂。

问难:肾病患者常伴有药物性肝功能损伤,如何预防与治疗?

释难:临床上有些慢性肾病患者长期服用雷公藤制剂,该药最常见的不良反应是对肝脏的影响,主要表现为肝功能异常,转氨酶升高。对此类患者除了治疗其原发肾病外,同时,加五味子、马鞭草、垂盆草、田基黄、鸡骨草等以降低转氨酶。预防用药时多配伍五味子。

问难:气虚证应如何治疗?

释难:气虚证的治疗用药讲究甘淡平补。《素问·阴阳应象大论》云:"形不足者,温之以气。"补气健脾多甘淡平补,避免壅塞滞腻。肾气虚者,益肾气宜取温养。叶天士说:"此温字,乃温养之义,非温热竞进之谓。"补益时须戒辛温大热,以免耗阴损气。补气健脾益肾常取四君子汤或参苓白术散之意,常用药:太子参、生黄芪、炒白术、茯苓等。

问难:IgA肾病伴水肿的诊疗思路为何?

释难:根据IgA肾病临床有无水肿表现,通常分为水肿期和无水肿期。一般先侧重治其肿,肿退后调治脏腑虚损,治疗蛋白尿、血尿,并保护肾功能。水肿期常见证候为脾肾气虚,水气不运;脾肾阳虚,水邪泛滥;气阴两虚,水湿逗留;瘀滞阻络,水液潴留;风邪外袭,水气犯肺等。治疗需辨别证型,扶正祛邪,常用补气渗利、温阳利水、滋阴利水、活血利水、疏风利水等方法治疗。无水肿期多见证候为脾肾气虚、脾肾阳虚、气阴两虚、肝肾阴虚、湿郁络阻等。常用健脾补肾益气、温运脾肾、阴阳气血兼补、滋肾养阴、疏滞泄浊等方法。水肿不明显者参照无水肿期治疗。

【疗效】加减服药1月,诸症情均好转,尿常规检查示尿隐血(+),尿红细胞41.3/μL,尿白细胞30.8/μL。服醋酸泼尼松每次25 mg,每日1次,继续服药,随症逐渐规律减量。

病案三

某女,45岁。

【主诉】镜下血尿10个月。

【现病史】10月前体检时发现尿隐血(+++),尿红细胞495/μL,后复查尿常规检查示尿红细胞23万/mL,形态多形型红细胞占80%,遂至外院行肾穿刺活检,病理检查示IgA肾病(局灶性增生性肾小球肾炎)。近日查尿常规示尿红细胞114/μL。

刻下:面色少华,腰部不适,按之则舒,咽部时痛,大便日行一次,舌质红,苔少(薄黄),脉细。

【既往史】无。

【诊断】西医诊断:IgA肾病。

中医诊断:尿血。

问难:血尿的病因病机为何?

释难:血尿的病因分为外感和内伤两个方面。正气不足,脾肾亏虚是内在因素,外感所伤为发病的必要条件。患者多由先天禀赋不足,肾气亏虚,或后天脾气虚弱,致脾肾气虚,失于统摄而血脉妄行出现尿血,故脾肾亏损为其基本病理机制。因其虚实夹杂,外感内伤互为发病因素,故使血尿反复发作。病久易化湿成瘀,更致病情缠绵难愈。

【辨证】肾虚湿瘀。

问难:本病湿瘀证是如何形成的?

释难:慢性肾病病程冗长,久病必虚,久病入络,久病必瘀;肾病水湿停滞或湿热壅滞,均可阻遏气机,气滞则血瘀;脏气虚衰,无力推动血液运行而致血瘀。正如《素问·调经论》所谓"孙络外溢,则经有留血"。血瘀既是各种肾病的病理产物,又是导致疾病加重的致病因素。血瘀形成,阻滞气机,影响津液输布,常致湿邪内生。

【治法】益肾和络渗利。

【处方】自拟方。

【用药】续断 15 g　　　桑寄生 15 g　　　制狗脊 10 g　　　枸杞子 10 g

女贞子 20 g　　　墨旱莲 20 g　　　太子参 20 g　　　生黄芪 20 g

生薏苡仁 30 g　　　茯苓 30 g　　　丹参 15 g　　　景天三七 15 g

白茅根 30 g　　　仙鹤草 30 g　　　茜草 15 g　　　侧柏叶 15 g

槐花 15 g　　　白花蛇舌草 20 g　　水牛角片 15 g^{先煎}　　生甘草 5 g

另服三七粉每次 1 g,每日 3 次。

问难:《先醒斋医学广笔记》中提到了治血三法中有"宜行血,不宜止血",如何将该理论运用到尿血的治疗中?

释难:张从正说"贵流不贵滞",也已说明止血先行血(活血)的必要性。行血活血使血瘀消散,经络疏通,使血循归经,故以活血而达止血目的。常用三七粉、茜草、仙鹤草等治疗肾炎血尿,尤其常用三七粉 1～1.5 g 冲服。三七粉是止血活血的代表药物,具有化瘀止血、活血定痛、补虚强壮的作用;茜草,味苦,性寒,归肝经,善于凉血止血、活血化瘀。《名医别录》谓其"止血,内崩下血。"《本草纲目》亦称"通经脉……活血行血",两者配合,具有止血不留瘀的优点,共奏化瘀生新、通络止血之效。仙鹤草亦名脱力草,味苦涩,性平,归肺、肝、脾诸经,功善收敛止血并有强壮作用,可用于气血虚弱等证,江浙民间以此治脱力劳伤有卓效。朱良春先生更是认为其"止中有行,兼善活血之长"。

问难:如何正确使用活血化瘀法治疗血尿?

释难:活血化瘀法对出血兼有瘀滞者的治疗尤其重要,这就启发我们

在治疗肾炎血尿时不应一味地应用凉血止血的中药,以防寒凉太过,而生"血遇寒则凝"之弊,在止血时炭类止血药不宜大量采用,防其涩滞留瘀,使热邪闭于内,竟致热越炙而血越溢,是欲止血而反促其出血,事与愿违。应在止血活血的同时加入活血化瘀药,如丹参、川芎、牡丹皮、赤芍、泽兰、桃仁、红花等;病程日久且反复发作伴有咽部症状时,还可配伍蝉蜕、僵蚕、玄参、射干、牛蒡子、黄芩等药物,以获得更好疗效。血尿既久,多有血虚,因而常加养血止血的药物,如当归、三七、丹参等。

问难:血尿初期如何论治?

释难:血尿初期多为热毒炽盛,伤及血分,迫血妄行所致,宜遵叶天士"入血就恐耗血动血,直须凉血散血"之旨,选用入血分之药,清热凉血,止血散瘀,药用赤芍、牡丹皮、水牛角、紫珠草,与生地黄相合,取犀角地黄汤之方义。赤芍清热凉血而无凉遏之弊,活血散瘀而无动血之患;牡丹皮清热凉血、活血散瘀功同赤芍。《本草经疏》曰其是"入血分,凉血热之要药"。《滇南本草》记载其可"破血,行血,消癥痕之疾,除血分之热"。牡丹皮能清透阴分伏火而退虚热,同时,适量配伍白茅根、芦根、石韦、荠菜花、大蓟、小蓟等凉血止血药物,以达止血目的。

问难:血尿久病不愈如何论治?

释难:血尿久病不愈,多存在气阴两虚基本病机,气虚不能固摄,阴虚易灼伤血络,故补气养阴是基本大法。此外,肾性血尿患者常有"水不足则火自有余,火有余则水又不足"的病机存在,因而会出现阴血大量耗损,导致脉道中血液不足而血流不畅,形成瘀血。瘀血阻滞经脉,血液不得归经,即所谓"瘀血不去,新血不得归经",故尿血缠绵难愈。对于此类患者若一味活血化瘀,或清利收涩,则阴血越伤,瘀血更加干涸难以去除,故在治疗时每多于方中加入生地黄、山茱萸、黄精、玉竹、女贞子、墨旱莲、桑椹使得水足则血道利,而无妄行之逆。常用对药:山茱萸和生地黄,均归肝、肾经,功能补益肝肾,养阴生津。生地黄,阴也,山茱萸,阳中之阴,两者相合,滋阴之力增强,而于补阴之中增添助阳之功,乃取阳中求阴之义也。女贞子、墨旱莲、桑椹三者均甘寒(凉),入肝、肾经,功能滋补肝肾、凉血润燥,临床每将其中两味相配,用于肾脏疾病而见肾阴不足诸症。

【疗效】服药 14 剂即觉精神转佳,腰酸好转,加减服药 2 月余,病情稳定,尿红细胞减少。

某男,42岁。

【主诉】尿常规检查异常1年。

【现病史】患者1年前体检发现尿常规检查异常,有血尿、蛋白尿,未予治疗。最近复查尿常规示尿蛋白(＋＋),尿红细胞302/μL,尿隐血(＋＋＋),24 h尿蛋白定量为0.68 g。

刻下:咽干,双侧扁桃体Ⅰ度肿大,舌质红,舌苔根黄,脉细。

【既往史】无。

【诊断】西医诊断:IgA肾病。

中医诊断:慢肾风。

【辨证】脾肾气阴两虚证。

【治法】补气养阴,益肾清利。

问难:补气养阴法如何在肾病中应用?

释难:补气养阴法针对临床气阴两虚证。气虚常兼阴虚,慢性肾小球肾炎中气阴两虚证较为常见。此时,需补气而兼顾养阴。补气可化精生血,补养阴分,肾主一身之阴,故益阴主要是补益肾阴。补益肾阴可使肾精充盈而能生气,在临床上常用参芪地黄汤治疗气阴两虚证,喜用太子参、生黄芪等补气健脾,在补气药中加入生地黄、山茱萸、枸杞子、何首乌等补益肾阴之品。目前临床气阴两虚证越来越多,所以此法在临床经常使用。

【处方】参芪地黄汤加减。

【用药】

太子参15 g	生黄芪30 g	生地黄10 g	山茱萸10 g
南沙参15 g	北沙参15 g	制僵蚕10 g	蝉蜕6 g
牛蒡子10 g	石韦20 g	地龙10 g	续断15 g
桑寄生15 g	白茅根30 g	仙鹤草30 g	生甘草5 g
水牛角片15 g^{先煎}	白花蛇舌草20 g	荠菜花20 g	

另服三七粉每次1 g,每日3次。

问难:生黄芪是补气的常用药,在肾病的治疗中有何作用?

释难:生黄芪味甘,性微温,归脾、肺经,具补气健脾,利水消肿之功。《本草求真》称其"为补气诸药之最",《珍珠囊》曰:"黄芪甘温纯阳……补诸

虚不足。"黄芪炙者,补中益气之力增强;生者,取其补气利水之效。因慢性肾小球肾炎多见水肿,故治疗气虚者,多用生黄芪健脾补气而达行水消肿的目的,使补而不滞。现代实验研究表明,黄芪有明显的利尿作用,能减少尿蛋白,降低血清总胆固醇和血肌酐,改善肾功能,减少系膜区免疫复合物的沉积,其中,黄芪多糖能改善系膜增生性肾小球肾炎大鼠的蛋白尿,降低其尿和血中白细胞介素6(IL-6)的含量,抑制其系膜细胞的增生和基质的增多。这些作用证实黄芪具有补气利水、健脾而达补益肾元之效。

问难:太子参作为益气养阴的代表药物,在肾病的治疗中是如何运用的?

释难:太子参味甘、微苦,其性略偏寒凉,补气健脾,兼能养阴生津,与黄芪相伍,可制约其甘温益气之温燥之性,又可防利湿之品苦燥伤阴。本病的病机演化规律通常为先伤于气,后损于阴,病程始终兼夹湿热,热易伤阴,故选用一味清补之品——太子参,在补气的同时注意养护阴分,防止病情进展,气损及阴或湿热伤阴,蕴含"有病治病,未病防变"的治未病之义。太子参作用平和,是继承孟河费氏用药和缓的特点。若乏力、气短、神疲等气虚征象较明显,而湿热不著者,则选用补气之力较强的党参。

问难:对于肾炎伴有咽红、扁桃体肿大的气阴两虚患者,如何用药?

释难:习惯用药为玄参、麦冬。玄参味甘、苦、咸,性微寒,归肺、胃、肾经,功能凉血滋阴、泻火解毒。《本草纲目》云其"滋阴降火,解斑毒,利咽喉,通小便血滞……肾水受伤,真阴失守,孤阳无根,发为火病,法宜壮水以制火"。麦冬味甘、微苦,性微寒,归心、肺、胃经,功能养阴生津、润肺清心。《本草择要纲目》云其"为补髓通肾气,滑泽肌体之对剂也"。玄参凉血利咽、养阴泻火,麦冬补肺肾之阴而生津润燥,前者色黑入肾经,后者色白入肺经。两者配对,金水相生,上下既济,对肾病外感者有良效,故咽部疾患必用此二味。

问难:《素问·五常政大论》云:"病在上,取之下;病在下,取之上。"故邹燕勤教授,您在治疗肾炎时常根据有无咽部症状,采用"下病上治"之法。本案肾炎患者为长期扁桃体肿大者,同咽部外感后出现肾病临床表现的病患治疗有何异同?

释难:咽喉一有风吹草动,下焦肾即不安,故在辨证论治肾病同时,强调"下病上治",重视清利咽喉。即病在下取之于上,即下病上取,从咽论治,清利咽喉,使得咽喉一利,肾乃得安。一般先祛邪后扶正,其清利咽喉又分为疏风清热、养阴清利。即发作期予疏风泄热、清热利咽以祛邪治标,防邪热下传于肾;缓解期予补益肺肾、养阴利咽以扶正治本。

【疗效】服药1月后复查尿常规检查示尿蛋白(+),尿红细胞44/μL,诸症减轻。

病案五

某男,43岁。

【主诉】发现肾功能异常2年余。

【现病史】2年前检查发现肾功能异常,伴高血压,诊断为慢性肾功能不全、高血压。在外院行肾穿刺活检,病理检查示肾小球球性硬化(6/9),余系膜区节段性增生、系膜基质灶性节段增生、硬化,基底膜节段性增厚,灶性小管萎缩,小动脉壁增厚,免疫荧光检查示IgA(+++),IgM(+++),C3(+++)。曾予醋酸泼尼松、吗替麦考酚酯等治疗,效果不佳,目前服中药治疗。2月前查血生化示尿素氮5.95 mmol/L,血肌酐128.8 μmol/L,血尿酸457.8 μmol/L。近日查尿常规检查示尿隐血(+),尿蛋白(++)。

刻下:体力差,精神不舒,咽红,舌质红,舌边有齿印,苔薄黄,脉细。

【既往史】既往无特殊病史。

【诊断】西医诊断:IgA肾病;慢性肾衰竭。

中医诊断:肾劳。

【辨证】脾肾气阴两虚,湿热浊毒瘀阻。

问难:患者临床以虚证为主,无明显的湿热浊毒之症状,为何辨证有湿热浊毒瘀阻?

释难:临床上肾劳的辨证多属本虚标实证,部分患者确实无明显不适,宏观上常会出现无证可辨,此时可从临床指标及病理微观表现来辨,蛋白尿、血尿多为湿热之邪所致,尿毒症毒素高往往为浊毒内蕴,肾小球硬化、肾小管萎缩,小动脉壁增厚多有血瘀,故必要时结合临床指标及病理微观表现来辨证施治。

【治法】健脾益肾,清咽渗利,和络泄浊。

问难:本案患者为IgA肾病,有肾小球球性硬化(6/9),这类病例易于损害肾功能,出现血肌酐升高,且慢性肾衰竭病史较长,治疗难度较大,如何施治?

释难：从临床症状来看,本案患者以脾肾气阴两虚为主,兼有湿热浊毒内蕴,与微观辨证较为一致的即湿热浊毒瘀阻之病理。治疗除扶正气,益气养阴,清利湿热以外,注意使用软坚和络、泄浊解毒之法,意在清利扶正,减轻肾脏病理损害,延缓肾小球硬化的趋势。另外,此类患者易于外感,以咽部症状为主时,祛邪治标为急,采用清咽渗利之法,故方中常予清利咽喉之属,咽喉为外邪扰肾的门户,治咽即意在截断病变传变的途径。

【处方】参芪地黄汤合参苓白术散加减。

【用药】
太子参 15 g	生黄芪 30 g	炒白术 10 g	生薏苡仁 30 g
茯苓 30 g	生地黄 10 g	山茱萸 10 g	玄参 10 g
射干 10 g	牛蒡子 15 g	制僵蚕 15 g	蝉蜕 6 g
石韦 20 g	土茯苓 20 g	积雪草 20 g	六月雪 20 g
制大黄 5 g	生牡蛎 40 g	车前子 30 g^{包煎}	泽兰 20 g
泽泻 20 g	炒山药 20 g	炒芡实 20 g	

【疗效】复诊时症情好转,唯夜尿多,每夜3～4次,影响睡眠,前方中加五味子6g,菟丝子10g,制何首乌20g。

问难：如何在肾脏病中使用虫类药物？

释难：如果患者尿常规检查出现大量蛋白或蛋白持续不降时,常用蝉蜕、僵蚕、全蝎等虫类药物降尿蛋白。

问难：复诊方中加用菟丝子有何意？

释难：慢性肾脏病由于长期大量蛋白漏出,以致加重了肾小管重吸收的负担,造成肾小管损伤,尿常规检查可发现患者尿 β_2-MG 含量增加;同时,肾小管的损伤,可致尿液浓缩功能降低,临床表现为夜尿增多。在方中加用菟丝子,临床显示其能明显改善患者夜尿多,对改善肾小管功能可能有帮助。菟丝子味辛、甘,性平,入肝、肾经,阴阳双补,益阴而不腻,温阳而不燥。《医级》固真丹中用菟丝子配伍莲须、芡实、茯苓等治疗肾气亏虚、膀胱不约之小便频多。

问难：对于寒热虚实错杂,病机复杂的慢性肾脏病,如何具体配方兼顾？

释难：在具体配方时,要特别注意药物之间的配伍法度。如在养阴的同时常配伍少量的化湿药,如制苍术等,以防阴柔助湿;在化湿、利尿的同时佐以养阴之品,如生地黄、山茱萸、枸杞子等,以防耗伤阴津;在滋补肾阴时用少量的补阳药,使阴得阳助,又借阳药之温运,以制阴药之凝滞,使其滋而不滞;在补阳时注重应用补阴之品,使阳有所附,并借阴药之润以制阳药之温燥,使其补阳而不伤津。这种相反相成的配伍原则,在治疗肾脏病时经常运用到。对于慢性肾脏病,保护肾元尤为重要,切记在组方时要慎用或禁用大苦、大寒、大辛、大热之品,以甘平之品为上。

本案为 IgA 肾病、慢性肾功能不全。患者的肾脏病理检查显示有肾小球球性硬化(6/9),发病时即出现肾功能不全,预后较差。从患者既往治疗经过来看,西药治疗效果不明显,且副作用较大,属于难治性肾病。邹燕勤教授治疗本病抓住脾肾气阴两虚之本,兼有湿热、浊毒之标,以健脾益肾、补气养阴、渗湿和络泄浊为治法,以保护肾功能、控制蛋白尿为目标。药证合拍,治疗半年余,患者尿蛋白控制在(+~++),血压稳定,血肌酐下降并稳定在正常范围。

肾病综合征

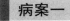 **病案一** 健脾补肾法治疗肾病综合征

某男,60 岁。

【主诉】全身浮肿半年余。

【现病史】患者半年多前无明显诱因出现双下肢浮肿,渐及全身,至当地医院检查,B 超检查示双肾实质回声增强,肾囊肿,肝大,胆囊壁水肿,腹水;血生化检查示白蛋白 14.8 g/L,血肌酐 85 μmol/L,总胆固醇 7.74 mmol/L;24 h 尿蛋白定量为 5.2 g。

刻下:全身浮肿,双下肢按之深凹、不易恢复,腹部胀大,纳可,尿少,大便日行 2 次,夜能平卧,无胸闷气喘,舌质红,舌苔黄,脉细。

【既往史】有乙型病毒性肝炎史(乙肝五项示小三阳)。

【诊断】西医诊断:肾病综合征;乙型病毒性肝炎。

中医诊断:水肿。

问难:本案患者全身浮肿的同时伴有腹部胀大,诊断上如何区分水肿和臌胀?

释难:本案患者全身浮肿,以双下肢水肿为主、为先,渐及全身,虽有腹部胀大,但与单腹部胀大者明显不同。单腹部胀大以胀满为主、为先,且伴有腹壁青筋暴露,常见肢体瘦削,虽然后期伴有肢体浮肿,但肿势不似本案患者明显突出,故不难诊断本病为中医水肿。

【辨证】气阴两虚,水湿内停。

问难:宋代严用和《严氏济生方·水肿门》将水肿分为阴水、阳水两大类,临床水肿的辨治以阴阳为纲,本案患者水肿的阴阳属性如何?

释难:本案水肿属于阴水。本案患者病史半年有余,水肿自双下肢而起,渐及周身,虽肿势较甚,但病势相对较缓,双下肢按之深度凹陷、不易恢复,病理性质上属于虚实夹杂之证,故本病从临床特点来看属"阴水"范畴。阳水与阴水可相互演变与兼夹,一般来说,慢性肾脏病的水肿多属于阴水,在病程的某些阶段可出现以阳水为特征的表现。

问难:本案患者全身浮肿,舌质红,舌苔黄,脉细,乃阴虚湿热之象,为何辨其为气阴两虚、水湿内停?

释难:患者面肢浮肿,甚则一身尽肿,尤以下肢浮肿明显,按之凹陷等,俱为脾肾气虚的表现。脾肾气虚,水气不运,日久可伤及阴分,出现气阴两虚证。另外,临床上治疗肾病常用的激素、免疫抑制剂、利尿剂等,皆是伤阴之品,亦可导致气阴两虚。患者腹部胀大,尿少,舌质红,舌苔黄,脉细,均属阴虚兼有湿热之证。患者病程历时半年有余,"久病入络",络脉瘀阻亦是贯穿于病程的一个重要病理因素。本病在气阴两虚的基础上,兼夹水湿、湿热、瘀血等邪,又因该患者全身肿势较甚,伴有腹水,故以水湿内停为主要的病理因素。本案属本虚标实,虚实夹杂,错综复杂,使得病情缠绵难愈。

【治法】补气养阴,淡渗利水。

问难:本案患者肿势较甚,为何不用攻下逐水法,而选用淡渗利水之法?

释难:本病乃本虚标实、虚实错杂的证候,以脾肾气阴两虚为本,水湿潴留、蕴久化热、瘀阻血络为标。本案水肿患者脏腑虚损,正气衰弱,病程长久,肿势缠绵,若用大戟、芫花、牵牛子等攻下逐水之药,或可取一时之效,但戕伐正气,水肿必复卷土重来,故只可缓图,不得骤取,方可获持久之效。淡渗利水法的主方取自《伤寒论》五苓散,方中渗湿利水的药物味淡性平,不伤正气,虽作用平缓,但作用持久,并与健脾补肾、益气养阴法联合使用,常可获肿退水消之效,且利水而不伤正。故而选用淡渗利水之法是为顾护正气,维护肾气,此法亦为治疗各型肾病水肿必用之法。

【处方】参芪地黄汤、五苓散合五皮饮加减。

【用药】生黄芪50 g　　　太子参40 g　　　生薏苡仁30 g　　　茯苓皮50 g
　　　　猪苓40 g　　　　白茅根30 g　　　芦根30 g　　　　车前子30 g^{包煎}
　　　　生地黄10 g　　　南沙参20 g　　　北沙参20 g　　　川石斛20 g
　　　　制僵蚕15 g　　　蝉蜕8 g　　　　牛蒡子15 g　　　石韦20 g
　　　　泽兰20 g　　　　泽泻20 g　　　　续断15 g　　　　桑寄生15 g
　　　　杜仲20 g　　　　怀牛膝15 g　　　桃仁10 g　　　　红花10 g
　　　　陈皮10 g　　　　大腹皮15 g

问难：方选参芪地黄汤、五苓散合五皮饮加减以补气养阴、淡渗利水，方中为何不用五苓散中之桂枝温阳化气，不用猪苓汤中之阿胶以滋阴？

释难：本病的病机相对复杂。脾肾气虚、日久伤阴，水湿蕴热，湿热久羁，亦会化燥伤阴，故治疗上滋阴有助湿之弊，利水又恐伤阴，所当兼顾。桂枝味辛，性温，通阳而化膀胱之气，但考虑其能伤及阴分，故不使用，而以味甘、性微温之生黄芪，味甘、性微苦之太子参健脾益肾、补气利水，又兼顾阴分。阿胶滋阴润燥，但有助湿之弊，故代之以生地黄、南沙参、北沙参、川石斛等养阴而不滋腻，并以白茅根、芦根养阴清热利水。总体上需顾护正气，而又不助邪气。

问难：方中为何重用生黄芪、太子参、茯苓皮、猪苓至40～50 g，有无伤阴之弊？

释难：方中重用生黄芪、太子参，分别用至50 g、40 g。生黄芪味甘，性微温，归脾、肺经，具补气健脾，利水消肿之功。生黄芪为"为补气诸药之最"（《本草求真》），治疗肾病习惯用生黄芪，取其走表，能去除在表水气之意。二味药均有调节免疫的作用。重用猪苓及茯苓皮，分别用至40 g、50 g；并遣生薏苡仁30 g，车前子30 g，泽兰、泽泻各20 g等，共奏淡渗利水之功；予生地黄、南沙参、北沙参、川石斛等养阴；白茅根、芦根、石韦清热通利；制僵蚕、蝉蜕、牛蒡子祛风通络，有降尿蛋白的作用；并伍以续断、杜仲、怀牛膝补益肾气，以助气化；佐以陈皮、大腹皮行气利水；参入桃仁、红花活血化瘀，活血以增利水之效。选用淡渗利水的药物，皆为药味平淡，药性平和之属，但投以重剂，亦可取得水退肿消之效，此即为"轻药重投"。全方配伍得当，虽生黄芪、太子参、茯苓皮、猪苓等用至重剂，但并无伤阴助湿之弊。

【疗效】服药7剂后，患者全身浮肿、腹胀减轻，腹部明显缩小，体重由原来的90 kg降为70 kg，治疗有效。再服7剂，肿势明显减退，体重又降至65 kg，腹围缩小，但觉药后胃胀，24 h 尿蛋白定量 7.78 g，血白蛋白 14.6 g/L，加入理气和胃、养肝活血之品，以及雷公藤多苷片。2 周后，患者体重减至 62～62.5 kg，胃胀缓解，下肢水肿减退，唯足踝部水肿，24 h 尿蛋白定量降至 2.4 g。前方有效，踵武前贤。患者将治疗方案带回当地继续治疗。

问难：治疗上为何肿消水退之后，方以降低尿蛋白为重？

释难：这是肾病综合征的分期辨治。肾病水肿者，若肿势明显，当以利水消肿为第一要务，故先侧重治其肿，缓解其症状，水肿退后调治脏腑虚损，治疗蛋白尿，保护肾功能。在疾病的不同阶段，治疗的侧重点不同，故治疗需分阶段进行。

问难：肾病水肿与脾、肾两脏关系密切，如何辨证治疗？

释难：《景岳全书·杂证谟·肿胀》指出："凡水肿等证，乃肺、脾、肾三脏相干之病。"水肿病位虽在肺、脾、肾三脏，但肾病水肿与脾、肾二脏关系最为密切，发病之本在脾肾气虚。《灵枢·水热穴论》曰："肾者，胃之关也，关门不利，故聚水而从其类也。"《素问·至真要大论》亦云："诸湿肿满，皆属于脾。"脾气散精，藏精于肾，肾为气化运动之根本，脾乃气化运动之枢纽。脾肾气虚则气化无权，转输失职，水液潴留，发为水肿。气虚日久可伤及阴分，或水湿蕴热，湿热化燥伤阴，出现气阴两虚证、肾阴虚证。病程渐久，气虚阴伤及阳，脾肾阳虚，火不暖土，水湿泛滥。肾病水肿常消长反复，病程长久，久病入络，络脉瘀阻是贯穿于病程的一个病理因素。因此，肾病水肿是一本虚标实、虚实错杂的证候，以脾肾气虚为本，水湿潴留为标，病久伤阴及阳，瘀阻血络。临证之时每每先诊其肿势之轻重，再辨气血阴阳之分属。但无论水肿或轻或重、在气在血、属阴属阳，治疗总以健脾益肾、淡渗利水为主法。根据病情、脾肾虚证之不同，可补脾肾之气，温脾肾之阳，或补脾肾气阴而必参入淡渗利水之法，并佐以活血和络的药物。本案治疗 1 月余，肿势渐退，而正气不伤，且尿蛋白渐减，获效明显，由此健脾益肾淡渗法治疗肾病水肿的作用可见一斑。

病案二 从《黄帝内经》"去宛陈莝"
谈开创活血化瘀法治疗肾病

某男，21 岁。

【主诉】面肢水肿 5 年。

【现病史】5 年前感冒后出现面肢水肿,当地医院诊断为肾病综合征,后经肾穿刺活检,病理检查示原发性膜性肾病,给予足量激素并先后予雷公藤多苷片、吗替麦考酚酯、他克莫司等多种免疫抑制剂治疗,尿蛋白始终未缓解,24 h 尿蛋白定量 6.87～17.08 g。1 年前行重复肾穿刺活检,病理检查示肾小球膜性病变,血管袢皱缩,广泛链条样改变,小管间质慢性化病变明显加重,广泛纤维化。遂停止使用激素及免疫抑制剂,服用厄贝沙坦 150 mg,每日 1 次。近期查 24 h 尿蛋白定量 8.48 g。尿常规检查示尿蛋白(＋＋＋),尿红细胞 58/μL,尿隐血(＋＋)。

刻下:面色晦暗,形体消瘦,双下肢轻度浮肿,按之凹陷,时有腰酸乏力,小便泡沫多,纳谷一般,寐安,夜尿 1 次,大便日行一次,质烂,苔薄黄,舌质淡红,边有齿痕,脉细。

【既往史】否认高血压、糖尿病等病史。

【诊断】西医诊断:肾病综合征;膜性肾病Ⅲ期。

中医诊断:水肿。

【辨证】脾肾气虚,风湿瘀阻。

问难:本病本虚标实,以脾肾气虚为本,风湿瘀阻为标,风邪为标邪之一,临床风邪如何辨证?

释难:风邪为患,变化多端,临床表现复杂,故临证之时须仔细辨察。风性轻扬,易袭阳位,"伤于风者,上先受之",故风邪袭表,肺卫失宣,可见鼻塞、咽痒等症状;肺失通调,风与水相搏,可见面部浮肿,如"风水""肾风"之状。风邪经咽喉下扰于肾,肾络受损,封藏失职,可出现蛋白尿、血尿,正如《诸病源候论·血病诸候》所说"风邪入于少阴则尿血"即是。风性开泄,风邪伤人之时,可致精微下泄而出现大量蛋白尿、血尿。风性善行而数变,风邪游移于体内脏腑经络百隧,变化多端,使病情时轻时重。风为百病之长,寒、热、湿邪均可与风邪相结合侵袭人体。风热或风湿热毒搏结咽喉,可致咽喉红肿痒痛,风湿下扰于肾,可见腰酸、腰痛;风寒湿邪或风湿热邪痹阻筋骨,可出现关节疼痛等。外感风寒最易伤脾胃之气,可致气伤及阳;外感风热往往耗损肺阴,易转化为气阴两伤。外风还可扰动内风,导致肝风内动,出现眩晕、头痛等症状,常见于肾性高血压。因此,风邪既是肾病综合征的发病原因,也是其病情变化反复的诱因。本案患者大量蛋白尿,经久反复不愈,即具有风邪扰肾的特点。

问难：水肿、大量蛋白尿是本病的特点，如何辨别标本虚实？

释难：肾病综合征的病机性质总属本虚标实。本虚总不离乎肺、脾、肾三脏功能失调，气血阴阳虚损；标实不外水湿、湿热、瘀血、风邪等病理因素。病变脏腑主要在肾、脾。肾病综合征以水肿、大量蛋白尿为主要临床表现。本病以脾肾气虚为病理基础。一方面，脾肾气虚，气化无权，转输失职，水液潴留，发为水肿；另一方面，如《金匮要略·水气病脉证并治》中提出的"血不利则为水"。脾肾气虚，则肾之开阖失司、封藏失职，脾运不健，不能升清，则谷气下流，精微下泄，出现蛋白尿。蛋白尿是肾病综合征的主要临床表现，也是治疗的难点，更是肾脏病进展和急性加剧的危险因素。蛋白尿的程度与肾功能损害的进展快慢、病变活动程度及生存预后等密切相关。

【治法】益肾健脾，祛风通络，淡渗利水。

问难：临床治疗肾病的祛除风邪法有哪些？

释难：祛除风邪法包括疏风解表法、祛风利咽法、祛风除湿法、祛风通络法、祛风强肾法、平肝息风法等。① 疏风解表法：适用于外感风寒或风热者；② 祛风利咽法：适用于风湿热毒壅结咽喉，咽喉不利者；③ 祛风除湿法：适用于风湿痹阻而见关节疼痛者；④ 祛风通络法：适用于顽固性蛋白尿、水肿，如本案；⑤ 祛风强肾法：适用于风湿伤肾，表现为腰脊酸痛者，本法同时兼具补肾气、强腰脊之功；⑥ 平肝息风法：适用于肝风内动，严重肾性高血压者。

【处方】自拟方。

【用药】
续断 15 g	桑寄生 15 g	杜仲 20 g	太子参 30 g
生黄芪 40 g	炒白术 10 g	生薏苡仁 30 g	茯苓皮 50 g
猪苓 30 g	石韦 20 g	制僵蚕 15 g	全蝎 3 g
蝉蜕 8 g	牛蒡子 15 g	地龙 10 g	猫爪草 10 g
白花蛇舌草 20 g	丹参 20 g	川芎 10 g	红花 10 g
车前子 35 g[包煎]	泽兰 25 g	泽泻 25 g	红枣 10 g
生甘草 5 g	佛手 10 g	防风 5 g	

问难：方中遣用祛风通络的虫类药物，临床如何运用，需注意哪些？

释难：祛风通络的药物，常用全蝎、蜈蚣、水蛭、地龙、僵蚕、蝉蜕等虫类药，这类药有抗炎、抑制肾脏免疫反应、降低尿蛋白的作用。虫类药物不仅活血化瘀，还能搜风通络，在辨证施治的基础上用于治疗难治性肾病综合征

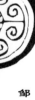

的蛋白尿、水肿常可取效,尤其是病理类型为膜性肾病、局灶性节段性肾小球硬化症者。临床应用时注意:虫类药有一定毒性,用量通常从小剂量开始;虫类药、祛风药的药性偏于燥烈,使用时多配伍柔肝养血、解毒调和的药物。

问难:祛风通络的药物除了虫类药物以外,还有雷公藤、青风藤等藤类祛风除湿药,也具有通络作用,临床如何运用?

释难:祛风除湿的药物常用青风藤、雷公藤、鸡血藤等,均有通络作用,这类药物经实验证实具有免疫抑制的作用,临床使用具有降低尿蛋白的作用。雷公藤用于临床治疗肾病的作用已经临床证实,其中提取的雷公藤多苷片已广泛应用于临床。青风藤中提取的青藤碱被药理实验证实具有明显的抗炎及免疫抑制作用。中药雷公藤降尿蛋白有效,但有毒副作用,临床长期使用时注意:① 使用时从小剂量开始,剂量上成人不超过每日 15 g。② 根皮和叶子的毒性较大,使用时要去净其根皮,仅用其根的木质部。③ 需先煎、久煎,煎煮时将雷公藤先煎 1 h 后,再加入其余中药材煎煮之后再服用;方中同时配伍益肾养肝柔肝之品,以防伤肝。④ 定期检查肝肾功能、血常规等。

问难:方中使用防风 5 g,意义和作用是什么?

释难:防风味辛、甘,性微温,祛风胜湿,具有舒散之力,走表而祛风邪,一则与生黄芪、炒白术相合,取玉屏风散之意,固表益气以祛外邪;二则与方中诸药相合,补中有散,散中有补,有助于扶正与祛邪的药力发挥。

【疗效】经治疗,患者精神渐佳,面色转华,水肿消退,纳谷渐增,感冒、腹泻次数较前减少,唯小便泡沫仍多,嘱其多休息,免劳累,节饮食,指导煎药方法,守方继进,以待其效。

问难:本病治疗中使用大剂量生黄芪,并运用搜风剔络的虫类药物,如何避免损伤正气?

释难:方中重用生黄芪,初诊时即用至 40 g,以加强其补气之力,发挥其调节免疫的作用。大剂补气药使用时需防气机壅滞,故方中配伍佛手、防风等理气疏散之品,使补而不滞,药力得以散布周身。本病病程较久,邪入肾络,故遣用制僵蚕、蝉蜕等以祛风通络,活血祛瘀,甚则以全蝎、水蛭等搜风剔络,或予大黄䗪虫丸以破血逐瘀。因全蝎、水蛭等虫类药物有小毒,故用量宜小,一般 3~4 g,且需配伍养肝活血解毒的药物,伍以当归、赤芍、白芍、枸杞子等品以养血活血，柔肝和络，并以红枣、生甘草之属调和解毒。用药注意配伍得当，即使遣用重剂，亦不会损伤正气。

问难：难治性肾病综合征为什么治疗棘手？

释难：本病为膜性肾病Ⅲ期，属于难治性肾病综合征，虽经使用激素、免疫抑制剂、多靶点联合用药治疗，甚至经重复肾穿刺活检调整方案，但治疗效果仍不佳，主要是其辨证仍是本虚标实，正虚邪实，脾肾气虚为本，风湿瘀邪交阻于肾络，是其发病的关键病理。正虚以脾、肾为主，涉及肺、肝、心等多脏虚损，以及气、血、阴、阳不足的多重症状。标邪以风、湿、瘀、毒为主，相互之间胶着难解，阻于肾络，治疗实为棘手。治疗时紧扣脾肾气虚、风湿瘀阻的基本病机，扶正祛邪，采用健脾补肾、渗湿清利、祛风活血通络之法治疗，善于运用虫类药物通络法进治，以达到病情稳定控制的疗效。

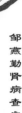

病案三

某男，24岁。

【主诉】腰痛半年余。

【现病史】近半年余患者腰痛，伴有尿沫增多，后因腰痛明显而就医，查腹部CT示左肾增大伴积液，考虑为左侧肾静脉血栓，查24 h尿蛋白定量3.65 g。予低分子肝素、利伐沙班、醋酸泼尼松等治疗，腰痛缓解，未做肾穿刺活检。就诊前予硫酸氢氯吡格雷、地奥司明等治疗，复查24 h尿蛋白定量最高9.6 g；血白蛋白39.1 g/L，血尿酸495 μmol/L，谷丙转氨酶55 U/L，血尿素氮及血肌酐尚正常。患者拒绝继续使用西药，遂来就诊寻求中医治疗。

刻下：腰痛不著，纳可，寐一般，小便泡沫增多，大便日行1次，苔根及中部黄腻，舌边及舌尖红，脉细。

【既往史】有高血压病史，拒服降压药，未监测血压，今测血压130/90 mmHg，平素抽烟。

【诊断】西医诊断：肾病综合征；左肾静脉血栓。

中医诊断：腰痛。

【辨证】气阴两虚，湿热夹瘀。

问难：为何辨其为气阴两虚，湿热夹瘀证？

释难：腰痛者，需辨虚实。外感多属实，内伤多属虚。本案并无外感之诱因,盖由内伤所致。肾气不足乃肾病发生的内在因素,气化功能虚弱,精气血津液不归正化,精微外泄,则小便泡沫增多,尿中大量蛋白。舌边及舌尖红,舌苔根部及中部黄腻,脉细,为阴虚湿热之象,湿热之邪尤阻于下焦肾络。尿常规检查示大量蛋白尿,经久难除,亦与湿热之邪缠绵难已相关。气阴两虚,经络气血运行不畅,加之湿热胶着,妨碍血行,故瘀血阻滞,患者左肾静脉血栓即为肾络瘀阻之征。故本案辨为气阴两虚,湿热夹瘀证。

【治法】补气健脾化湿,养阴化瘀清利。

问难:肾病以肾气不足为本,治当补益肾气,为何以补气健脾为法?

释难:肾和脾乃先后天之本,先天之本既充,后天之本得固;后天之本得健,先天之本不竭。健脾可助生化之源,健脾又可强后天而养先天,以达脾肾双补之效。益肾必健脾,注意脾肾兼顾,两者不可偏废。脾乃气血生化之源,补气与健脾两者不可分。所以,益肾必健脾,健脾必补气,即通过补气健脾以达补益肾气之目的。

【处方】四君子汤、藿香正气散合五苓散加减。

【用药】

太子参15 g	生黄芪30 g	炒白术10 g	藿香10 g
佩兰10 g	生薏苡仁30 g	茯苓30 g	生地黄10 g
川石斛20 g	制僵蚕15 g	牛蒡子15 g	蝉蜕6 g
全蝎4 g	地龙10 g	水蛭4 g	土鳖虫3 g
黄蜀葵花20 g	石韦20 g	钩藤15 g后下	天麻10 g
石决明30 g	夏枯草15 g	桃仁10 g	红花10 g
丹参20 g	川芎10 g	玉米须30 g	萆薢20 g
车前子30 g包煎	红枣10 g	生甘草6 g	稽豆衣15 g

问难:方中如何治疗湿热之邪?

释难:湿热之邪贯穿病程始终,所以祛除湿热之邪亦需贯穿治疗始终。根据湿热之病所、湿热之主次、湿热之兼夹来治疗。处方中采用藿香正气散之意,遣藿香、佩兰以芳香化湿;采用五苓散之意,以茯苓、生薏苡仁、车前子等淡渗利湿;又以黄蜀葵花、石韦、萆薢等药清热利湿、泄浊解毒。诸药合用,运用芳香化湿、淡渗利湿、清热利湿等法,同时,又与益气养阴、活血化瘀等法联合,以祛除湿热之邪。

问难:如何选用药物活血化瘀?

释难:根据瘀血程度的不同而分别运用活血和络、活血化瘀、逐瘀破血的方法。常以此法治疗肾病蛋白尿而获效。本案患者瘀血深重,除可运用丹参、赤芍、当归等活血和络的药物,还可选用桃仁、红花、川芎、怀牛膝等活血化瘀之品,以及制僵蚕、蝉蜕、全蝎、地龙、水蛭、土鳖虫等虫类药物,以除其郁滞与肾络之瘀血。全蝎、蜈蚣、水蛭、土鳖虫等虫类药,可起到抑制肾脏免疫反应、抗炎、降低尿蛋白的作用。

【疗效】经治疗,患者的24 h尿蛋白定量显著下降,从最初的9.6 g,下降至1.76 g,取得明显缓解的疗效。

问难:在中医辨证中如何结合西医诊断辨病用药以提高疗效?

释难:本案患者为肾病综合征,合并左肾静脉血栓,未行肾穿刺活检,曾予激素、抗凝等西药治疗,出现较多副反应而拒绝使用西药。辨其属于气阴两虚,湿热夹瘀证。湿热乃贯穿慢性肾脏病病程始终的重要病因。湿性重浊黏滞,热性炎热燔灼,湿与热交结,往往迁延日久,缠绵难愈。气阴两虚,经络气血运行不畅,加之湿热胶着,妨碍血行,故瘀血阻滞,患者左肾静脉血栓即为肾络瘀阻之征。如《素问·缪刺论》所云:"今邪客于皮毛入舍孙络,留而不去,闭塞不通……而生奇病也。"本案患者虽未行肾穿刺活检,根据其较大量的蛋白尿、肾静脉血栓,推测其很可能为膜性肾病,本病理类型临床易出现高凝状态,符合中医脉络瘀阻的病理状态。治疗本病,依据扶正祛邪的原则,一方面,益肾健脾、补气养阴以固本;另一方面,清热利湿、活血化瘀以治标。方中除清热利湿、芳香化湿、渗湿利水、清热解毒等药物外,重用活血化瘀的药物。治疗肾病提倡"久病必和络",将活血化瘀药分三个层次运用,即根据瘀血程度而用活血和络、活血化瘀、逐瘀破血。常用的药物分为三类:病轻者用轻药和络,病久者用活血化瘀药,顽疾可用虫类药。活血和络,常用当归、赤芍、牡丹皮、丹参、鸡血藤、泽兰等,用于瘀血证较轻者,此类药在临床最常用,每参于各法当中使用。活血化瘀,则用桃仁、红花、三棱、莪术、川芎、三七、益母草、茺蔚子、怀牛膝、川牛膝、乳香、没药等,用于病程久,有瘀血症状者。顽固性疾病常用虫类药物祛风活血,破血逐瘀,如僵蚕、蝉蜕、全蝎、地龙、水蛭、土鳖虫、蜈蚣,亦可用成药大黄䗪虫丸等。叶天士《临证指南医案·积聚》曰:"初为气结在经,久则血伤入络,辄仗蠕动之物,松透病根""考仲景于劳伤血痹诸法,其通络方法,每取虫蚁迅速飞走诸灵,俾飞者升,走者降,血无凝著,气可宣通"。运用虫类药物治疗肾病综合征,常用于病久且瘀血证明显,而一般中草药不易见效者。破血祛风通络的药物

邹燕勤肾病查房实录

易伤正气，故在方中多配伍枸杞子、白芍等柔肝养肝之品，以及红枣、生甘草、稽豆衣等解毒、调和之药。全方扶正祛邪，攻补兼施，取得明显缓解的疗效。

■ 病案四

某男，45 岁。

【主诉】双下肢水肿间作 1 年余。

【现病史】1 年多前无明显诱因出现双下肢水肿，小便泡沫增多，当时至医院检查发现尿蛋白、形态多形型红细胞，肾功能正常。双下肢水肿反复，小便泡沫增多。近日复查 24 h 尿蛋白定量 3.72 g；尿红细胞 47 万/mL，形态多形型红细胞；肝功能检查示谷草转氨酶/谷丙转氨酶为 22/25，白蛋白 25.7 g/L；肾功能检查示尿素氮 4.14 mmol/L，血肌酐 68.1 μmol/L，血尿酸 455.8 μmol/L。近日来不慎受凉。

刻下：咳嗽痰黄，腰部酸胀，下肢水肿，按之凹陷，眼睑肿胀，咽红，口干，纳可，夜寐安，夜尿 1～2 次，大便日行 4～5 次，质不成形，苔黄，脉细。测血压 125/97 mmHg。

【既往史】否认高血压等病史。

【诊断】西医诊断：肾病综合征。

中医诊断：水肿。

【辨证】气虚湿热，肺失宣肃。

问难：肺失宣肃如何发为水肿？

释难：《血证论·肿胀》称"肺为水之上源"，肾为主水之脏，脾主运化水液。肺、脾、肾协同才能维持体内水液正常的转运、输布与排泄。肾气不足，脾肾气虚，则肺气亦虚。肺虚卫外不固，易感受外邪。本案患者因感受外邪致肺失宣肃，出现咳嗽等肺经症状；"风为百病之长"，风邪犯肺，肺失通调，风水相搏，侵袭阳位，可见眼睑肿胀。外邪循经下扰于肾，影响肾之蒸腾气化，继而脾之运化转输失司，又可见肢体水肿等。故感受外邪，肺失宣肃，可引发水肿。

【治法】从肺论治，先拟止咳化痰，益肾清利。

问难：为何从肺论治？

释难：肾病的病位非特在肾，治疗上不拘泥于肾。《灵枢·经脉》中指

肾
病
综
合
征

出:"肾足少阴之脉……其直者,从肾上贯肝膈,入肺中,循喉咙,挟舌本。"故肺、肾在经络上相关联。咽喉为肺系所属,肺之经脉通于喉咙,是肺之门户。咽喉不仅为肺之门户,也是外邪循经伤肾之门户。外邪循经至肾,影响肾脏功能,肾失封藏,肾络受损,可出现水肿、蛋白尿、血尿等。因此,凡肾病涉及肺经的病情,往往需从肺论治。

【处方】自拟方。

【用药】南沙参 15 g   杏仁 5 g 后下   紫菀 10 g   款冬花 10 g
金荞麦 30 g   鱼腥草 15 g   防风 6 g   金银花 10 g
太子参 15 g   生黄芪 30 g   炒白术 10 g   生薏苡仁 30 g
茯苓皮 50 g   制僵蚕 15 g   蝉蜕 6 g   牛蒡子 15 g
全蝎 3 g   水蛭 3 g   黄蜀葵花 20 g   石韦 20 g
浙贝母 15 g   白茅根 20 g   芦根 20 g   水牛角片 15 g 先煎
炒芡实 20 g

问难:方中为何使用制僵蚕、蝉蜕、牛蒡子等药物?

释难:牛蒡子、制僵蚕、蝉蜕等药物具有祛风利咽的作用,三药常用于肾病蛋白尿伴见咽喉不利者。牛蒡子中提取的牛蒡子苷元具有较强的抗炎及免疫调节活性,并可抑制尿中总蛋白的排泄。更遣玉屏风散,起到护咽固卫、防止外感的作用,这是稳定肾病病情的重要环节。

问难:方中运用白茅根、芦根的意义是什么?

释难:白茅根味甘,性寒,归心、肺、胃、膀胱经,可清热生津,凉血止血,利尿通淋。《医学入门》称:"性甘,平。"《神农本草经》曰:"主劳伤虚羸,补中益气,除瘀血,血闭寒热,利小便。"药理研究表明,白茅根有利尿、止血、抗菌、免疫调控等作用。白茅根清热利湿,凉血止血而不留瘀,味甘,性平,又有补虚的作用。芦根味甘,性寒,归肺、胃、膀胱经,可清热除烦解毒。《现代实用中药》中记载:"为利尿、解毒药。"芦根常与白茅根配合组成药对使用,以清热利湿,扶正解毒。

【疗效】患者每于感冒后症情加重,感冒后 24 h 尿蛋白定量最高达 4.48 g,经予补气固卫,渗湿利咽,益肾清利等法治疗,症状缓解,尿蛋白稳中有降。守方继续治疗。

问难:为什么治疗咽喉对改善水肿及稳定病情至关重要?

释难:肺为人体之华盖,主一身之表,外合皮毛,通过口、鼻、咽喉诸窍

与外界相通。肾气不足,脾肾气虚,则肺气亦虚。肺虚卫外不固,易感受外邪。一方面,肺卫失宣,肺窍不利,外邪入里化热,炼液为痰,肺失宣肃,可出现咳嗽、痰黄等肺经症状;另一方面,外邪搏结咽喉,出现咽红、口干等症状。外邪循经下扰于肾,风性开泄,可出现大量蛋白尿。肾病综合征的病变脏腑除肾与脾之外,与肺、咽喉的关系也非常密切。肺、脾、肾三脏协同方能维持体内水液正常的转运、输布与排泄。若脾肾虚损,影响肺之通调,可致水液代谢失常而发生水肿。风性轻扬,易袭阳位,"伤于风者,上先受之"风邪犯肺,肺失通调,风水相搏,可见眼睑肿胀。另外,肺为人体之华盖,主一身之表,外合皮毛,通过口、鼻、咽喉诸窍与外界相通。咽喉为肺系所属,肺之经脉通于喉咙,是肺之门户。风邪等六淫侵袭人体,首先犯肺,肺卫失宣,肺窍不利,出现口干、咽红等症状;外邪入里化热,炼液为痰,肺失宣肃,可出现咳嗽、痰黄等症状。外邪循经下扰于肾,肾失封藏,风性开泄,肾络受损,又可出现蛋白尿、血尿等。脾肾虚损,失于运化转输、蒸腾气化,则水液代谢失常而发生下肢水肿,腰部酸胀。这与肾病综合征急性发作相类似。如《诸病源候论·血病诸候》所说:"风邪入于少阴则尿血。"咽喉即所谓风邪侵入足少阴肾经的关隘,临床常见肾病患者因咽部炎症发作而诱发或加重血尿或蛋白尿的病例。肾病综合征以肾气不足为本,脾肾气虚,则肺气亦虚。肺能宣发卫气,防御外邪侵袭。卫气由肾气所化,靠脾胃水谷滋养、肺气宣发于外,故脾肾气虚者,肺虚卫外不固,易反复外感,邪犯肺卫,搏结咽喉,下扰伤及肾脏,导致病情反复不愈。现代医学认为在肾炎的发病机制中,大多数通过免疫介导起病,存在于咽部扁桃体等感染灶的细菌、病毒可成为抗原作用于免疫系统,产生可溶性循环免疫复合物而沉积于肾小球,激活补体、炎细胞引起组织损伤,而细菌毒素还可导致人体产生炎性反应。咽部的感染病灶不除,则肾病常诱发加重,而使病情反复,迁延不愈。因此,肺、咽喉是肾病发病中的重要病变部位。临证之时,每每诊查患者的咽喉部位,通过护咽固卫,防止外感,祛除外邪,稳定肾病的病情。

病案五

某男,6岁。

【主诉】面肢浮肿间作3年。

【现病史】3年前无明显诱因出现面肢浮肿,查尿常规示尿蛋白(＋＋＋),24 h尿蛋白定量 6.9 g,行肾穿刺活检,病理检查示 IgM 肾病。予醋酸泼尼松每日35 mg 治疗,1 周后转阴,醋酸泼尼松逐渐减量至每日 25 mg。激素撤减过程中每因感冒、上呼吸道感染而蛋白尿反复发作,患者家属拒绝环磷酰胺冲击的治疗措施。

刻下:面色无华,时感咽痛,平素易感冒,纳可,大便日行一次、质软成形,咽红,双侧扁桃体Ⅰ度肿大,舌质淡红,苔薄黄,脉细。

【既往史】患者平素身体尚好。

【诊断】西医诊断:肾病综合征;IgM 肾病。

中医诊断:水肿。

问难:本案为小儿肾病水肿,其发病有何特点?

释难:小儿"五脏六腑,成而未全,全而未壮"。小儿体质的一个典型特点是先天薄弱,禀赋不足,如钱乙在《小儿药证直诀》中所说"肾本虚",小儿肾虚为本病发病之本。肾主水,先天禀赋薄弱,肾气不足,则蒸腾气化无权,开阖失司,水液潴留体内,泛溢肌肤而发为水肿。另一个特点是"脾常不足",小儿脾胃嫩弱,发育未全,功能未健,与成人相比相差甚远。又因小儿处于生长发育阶段,不仅需要维持身体正常的生理活动,还需要保证生长发育所需的营养物质,故脾相对不足。肺为娇脏,小儿肺亦常不足,藩篱空疏,易感风邪,致肺失宣肃,通调失职,加之脾肾虚弱,水液输布、气化失司,则水聚于内,发为水肿。

【辨证】肾虚湿热。

问难:本病为何辨证为肾虚湿热证?

释难:小儿五脏六腑皆薄弱,肾本虚,肺、脾常不足,肺、脾、肾三脏功能失调而致水液运化、输布、排泄功能失职而发为水肿,其中尤以肾虚为本。肺脾肾气虚,卫外不固,易感外邪,此为小儿肾病反复难愈的重要因素。水湿内聚,久蕴化热,湿热交蒸,蕴结不解。湿性重浊黏滞,热性炎热燔灼,湿与热交结,往往迁延日久,缠绵难愈,故湿热之邪常贯穿肾病病程的始终,轻重程度不一。湿热壅结上焦,肺失宣肃,咽喉不利,可见扁桃体肿大,咽痛咽红;湿热流注下焦,肾之开阖失司,膀胱气化不利,小便中泡沫增多。湿热日久更伤气损阴,久服激素等阳药亦伤阴液,导致气损阴虚兼有湿热的局面。从患儿面色无华,平素易感冒,时感咽痛、咽红、脉细、舌淡红、苔薄黄等症状来看,肺、脾、肾气阴两虚,湿热蕴结咽喉。其中以肾虚为本,湿热为发病过程中贯穿始终的病理因素。

【治法】清咽益肾渗利。

问难：何为清咽益肾渗利？

释难：此法根据肺、脾、肾气阴两虚，肾虚为本，湿热蕴结咽喉的病机而设。疾病性质属本虚标实，本病以湿热蕴结之标为急为重，故以急则治其标为治则，清热解毒、利咽渗湿为主，兼以益肾补气养阴。

【处方】玄麦甘桔汤合参麦地黄汤加减。

【用药】
玄参 8 g	麦冬 8 g	射干 6 g	金银花 6 g
续断 10 g	生地黄 6 g	山茱萸 6 g	南沙参 10 g
百合 10 g	制僵蚕 3 g	牛蒡子 10 g	白茅根 10 g
芦根 10 g	车前草 10 g	太子参 10 g	薏苡仁 10 g
茯苓 10 g	生甘草 3 g		

问难：本方以何为主方？

释难：本方以玄麦甘桔汤合参麦地黄汤为主方加减。方中玄参、麦冬、射干清热利咽，养阴生津；金银花、制僵蚕、牛蒡子清热解毒，利咽喉；续断、生地黄、山茱萸、太子参益肾补气养阴；南沙参、百合养阴清热；白茅根、芦根、车前草清热利湿，凉血解毒；薏苡仁、茯苓淡渗利湿；生甘草清热解毒，调和诸药。

【疗效】患儿经治疗后，感冒逐渐减少，尿蛋白转阴，激素逐渐撤减，病情趋于稳定。

问难：感冒常常是引起尿蛋白增多，病情反复的重要原因，如何防止病情复发？

释难：《诸病源候论》中专篇论述小儿水肿："水病者，由脾肾俱虚故也，肾虚不能宣统水气，脾虚又不能制水，故水气盈溢，渗液肌肤，流通四肢，故通身肿也。"南宋《小儿卫生总微论方》曰："水肿之证，脾土受亏，不能制水，肾水泛滥，浸渍脾土，水渗皮肤，肌肉发肿……"钱乙《小儿药证直诀》中认为小儿"肾本虚""脾常不足"。故小儿肾病脾肾虚弱为发病根本，其中又以肾虚不足为主。小儿"肾本虚"，小儿肾病往往以禀赋不足、肾虚为本，后天娇弱、病常及脾为特点而发病，发病多虚实夹杂，传变迅速，易感外邪，病从火化。基于以上特点，在治疗时要注意维护肾气为先，充其根本最为关键，注重调养脾胃，壮其后天之本，以充先天。因小儿肺为娇脏，肺常不足，卫外不固，易感外邪。小儿肾病病情反复的一个主要因素就是感受外邪，肺卫失和。肺卫不固者,每易感受外邪,咽喉是外邪循经伤肾之门户,外邪循经扰肾,可使水肿、蛋白尿、血尿等复发或加重。感受外邪,风湿热毒壅结咽喉,出现咽喉红肿疼痛者,常选玄麦甘桔汤和银翘散加减以清热利咽。护咽固卫,防止外感,祛除外邪,是稳定肾病病情的重要环节,也是维护肾气的重要方面。此外,本病在西药激素的撤减过程中,需以中医药辨证治疗为主,保证西药的顺利撤减,巩固疗效,防止复发。激素属阳热类药物,久用助阳生热,耗损真阴,临床较多热毒炽盛或阴虚火旺的证候,热毒与湿邪相胶着,治疗上需注意清热利湿,泻火解毒,滋阴降火等。尽管小儿肾病预后较成人为好,但在恢复期及缓解期中维持中医药治疗仍不容忽视。

糖尿病肾病

病案一

某男,67岁。

【主诉】口干欲饮6年,腰酸伴水肿,泡沫尿3月。

【现病史】口干欲饮,检查发现2型糖尿病6年,高血压3年,近3月,腰酸,水肿,泡沫尿。查空腹血糖8.8 mmol/L,餐后2 h血糖12.6 mmol/L;血尿素氮14.8 mmol/L,血肌酐214 μmol/L;尿常规检查示蛋白(++);眼底检查示糖尿病视网膜病变。

刻下:面色少华,腰膝酸软,双下肢浮肿,神疲乏力,口干思饮,纳谷欠佳,视物模糊,舌偏红暗,苔薄腻,脉细弱。

【既往史】有糖尿病病史6年,高血压病史3年。

【诊断】西医诊断:慢性肾衰竭;糖尿病肾病(Ⅳ期);高血压。

中医诊断:肾劳;消渴肾病。

【辨证】气阴两虚,瘀阻水停。

问难:本案患者消渴肾病(糖尿病肾病)临床上如何诊断?

释难:消渴肾病在临床上诊断可依据患者既往糖尿病史及相关症状做出判断,如视力模糊、微量白蛋白尿、水肿、高血压等。本案患者患2型糖尿病6年,口干多饮的消渴症状较为典型,近来发现水肿,小便中泡沫增多,尿蛋白阳性,有眼部病变如雀盲同时存在,出现糖尿病视网膜病变,则可大致诊断为糖尿病肾病,即消渴肾病,临床上必要时也可进行肾穿刺以明确及鉴别病因。

问难:古人是如何认识消渴肾病的?

释难:古人已经认识到消渴病久会出现水肿等肾脏病变,早在《诸病源候论》就指出消渴"其久病变,或发痈疽,或成水疾"。《圣济总录》亦记载:"消渴病多转变,此病久不愈,能为水肿。"而"消渴肾病"的命名,是中医结合现代医学"糖尿病肾病"的诊断,并为了更好区别于"消渴"的病名而提出的。但是,由于消渴肾病病情轻重差异较大,轻者可仅有少量尿蛋白,而无水肿等症状,而后期患者肾衰竭,可见少尿、水肿、恶心等"肾劳""癃闭""溺毒"等疾病表现,则当参照相关疾病辨证。

问难:消渴肾病是怎样发生发展的?

释难:先天禀赋不足,饮食失节,久病消渴,则出现"久病入络""久病及肾"所谓"五脏之伤,穷必及肾"。肾虚是本病发病之本,《太平圣惠方》明确指出:"三消者,本起肾虚,或食肥美之所发也。"《金匮要略》中肾气丸治疗"饮一斗,小便一斗"的下消证就是从肾虚立法处方。消渴的发病本就与先天之本(肾)密切相关,而消渴久病之后,肾气渐亏,连及脾脏,脾之运化失责,水液转运失输,肾气开阖失司,水湿内聚无以排出,故而水湿内壅,湿浊久蕴,酿生痰湿,阻滞经络,血行不畅而成瘀,最终痰瘀之邪闭阻肾络,发为消渴肾病。肾为络脉聚集之所,消渴肾病实质上为消渴久治不愈,伤阴耗气,气滞血瘀,痰湿互结,阻于络脉,形成了微型癥积。由于阴伤及气,阴损及阳,脾肾衰败,水湿潴留泛滥肌肤,遂发为水肿。肾失封藏,精微下泄,发为蛋白尿。另外,饮食失节,情志失调,劳欲过度,感受外邪等,均可加重脾肾亏虚,湿热痰瘀蕴结不化,促进消渴肾病的进展。

问难:消渴和眩晕都可以引起水肿的发生,临床上常见有糖尿病和高血压都会引起肾脏病,如何判断本案患者是消渴肾病,而非眩晕引起的肾脏损害?

释难:一般来说,两者通常都是原发病发展5年以上才会出现的并发症,通常消渴肾病水肿更加明显且不容易消退,小便中泡沫逐渐增多,发展为大量蛋白尿,在临床上常见有相应的眼底视网膜病变,肾衰竭较快。高血压眩晕引起的肾病夜尿频多、清长,而水肿和小便中泡沫不多,疾病进展也相对缓慢。由于患者高血压和糖尿病常常同时并见,所以需要从病史、临床

表现及检查结果上加以鉴别。本案患者患糖尿病 6 年,高血压 3 年,结合患者症状及相关检查,鉴别不难。

【治法】 益气养阴,活血化瘀,渗利水湿。

问难:消渴肾病的治疗方法是什么?

释难:消渴肾病为本虚标实,虚实夹杂之证,虽有水湿泛溢肌肤而见水肿者,亦不可峻猛利水。当根据其久病及肾,气阴俱虚的特点,应强调扶正祛邪并举,多以健脾益肾、活血清利之剂为主,主张采用中医药综合疗法,多途径、多剂型给药常能控制病程进展,延缓进入透析期。在具体治疗时,当分期辨治,一般将消渴肾病分为早、中、晚三期,其中早期辨治与糖尿病相似,针对阴虚内热、痰瘀阻滞的病机,治以养阴清热,化痰通络;中期水瘀互结、脾肾虚损为主,治以调补脾肾,化瘀行水;晚期肾元衰败、浊毒潴留,治以维护肾元,泄浊排毒。在整个治疗过程中,活血化瘀通络之法要始终贯穿其中。

【处方】 益肾清利和络泄浊方加减。

问难:针对消渴肾病的气阴两虚证,以何方加减化裁?

释难:一般来说,脾肾气阴两虚证临床多见,常表现有形体消瘦,乏力多汗,心慌气短,口渴多饮,小便频数,头晕眼花,大便秘结,舌红,苔薄黄,脉细数无力。方以参芪地黄汤、二至丸等为基础,自拟益肾清利和络泄浊方加减以补气养阴、清利湿热、和络泄浊。常用药:太子参、生黄芪、山药、生地黄、山茱萸、赤芍、丹参、石韦、白花蛇舌草、泽泻、车前子等。

【用药】

太子参 20 g	生黄芪 20 g	苍术 10 g	白术 10 g
丹参 15 g	赤芍 10 g	石韦 30 g	白花蛇舌草 15 g
葛根 10 g	山药 15 g	续断 15 g	枸杞子 15 g
茯苓 20 g	益母草 20 g	制大黄 15 g	

问难:消渴肾病补气养阴法选药配伍有什么特点?

释难:本案消渴肾病患者辨为气阴两虚证,以健脾气、养肾阴的组方配伍为特点,健脾补气多选用太子参、生黄芪、苍术、白术、茯苓、薏苡仁、山药等;滋养肾阴多采用生地黄、山茱萸、枸杞子、女贞子、麦冬等品,均以清补之品为主,忌过于滋腻碍胃影响脾之健运和肾之气化。

问难:本案患者使用活血化瘀法有什么特点?

释难:血瘀证在消渴肾病的发展中非常普遍,在消渴肾病的早期,血瘀证就已经形成,并逐步加重,终末阶段往往形成癥积,故消渴肾病一定要注重活血化瘀法的应用。本案患者的血瘀证以养血活血法为主,选用丹参、赤芍,再配伍制大黄活血化瘀,通腑泄浊,加强了化瘀的功效。

【疗效】服药1月,浮肿消退,纳谷有增,以上方随证加减,酌入滋肾清利、运脾化湿之品,连续服用2年余,配合饮食控制、适当运动,近日查空腹血糖5.4 mmol/L,餐后2 h血糖9.3 mmol/L,血尿素氮14.2 mmol/L,血肌酐165 μmol/L,尿蛋白(+)。

病案二

某男,77岁。

【主诉】口干多饮6年,水肿间作3年。

【现病史】2型糖尿病6年,高血压5年,糖尿病肾病3年。肾功能正常;尿常规检查示尿蛋白(++);空腹血糖9.6 mmol/L。

刻下:眼睑、双下肢浮肿,按之凹陷,乏力,腰酸,纳谷尚可,大便日行1~2次,夜尿3~4次,舌暗,苔薄白腻,脉细。

【既往史】有2型糖尿病病史6年,高血压病史5年,糖尿病肾病病史3年。

【诊断】西医诊断:糖尿病肾病(Ⅳ期);2型糖尿病。

中医诊断:肾劳;消渴肾病。

【辨证】脾肾气虚,瘀阻水泛。

问难:消渴肾病就是水肿病吗?

释难:消渴肾病临床表现多样,水肿只是其中一个常见的症状。临床上消渴肾病是糖尿病性肾小球硬化所导致的严重并发症,若逐渐进入肾脏功能损害,则可发展为慢性肾衰竭、尿毒症。故消渴肾病在特定阶段可表现为水肿这一症状,但是单纯的"水肿"病名并不能完全概括消渴肾病的整体临床特点,两者之间互有交集,这提示在治疗消渴肾病的水肿时,不可见肿就妄投逐水之剂,仍需顾及消渴肾病的脾肾亏虚、痰瘀阻络病机。

问难:消渴肾病的本虚证也是阴虚为主吗?

释难:从这个患者来看,消渴的阴虚燥热证候并不典型,三消热盛并不明显,而是气虚表现较为突出,出现面色少华,神疲乏力,眼睑、双下肢浮肿,腰膝酸软等脾肾气虚的症状,故本案患者的本虚是脾肾气虚,其特点为身倦乏力,腰膝酸软,纳谷欠佳,口中黏腻,大便稀溏或干,下肢水肿,舌淡,苔薄白或白腻,脉细弱。

邹燕勤肾病查房实录

问难：本案患者消渴累及肾脏，能辨为下消（肾消证）吗？

释难：《景岳全书》有云："下消者，下焦病也，小便黄赤，为淋为浊，如膏如脂，面黑耳焦，日渐消瘦，其病在肾，故又名肾消也。"《丹溪心法》说："下消者，肾也，小便浊淋如膏之状，面黑而瘦。"下消的典型症状是小便频数且量多，或如膏油，并见头晕、目眩，腰膝酸软，梦遗滑精，盗汗，脉细数，舌质红，苔少等。下消的发生确与肾相关，此时患者虽有肾虚证候，但临床可能并非见到水肿、泡沫尿、尿毒症等肾功能减退的症状，故理论上讲下消还是指以肾虚为主，病在下焦的消渴，而消渴肾病是在上消、中消、下消的基础上，进一步出现水肿，泡沫尿，甚至"肾劳"的病证，两者是疾病发展进程不同的阶段。且若下消及时正确医治，或可避免其进展至消渴肾病阶段。

【治法】健脾益肾，补气活血利水。

问难：本案消渴肾病的辨证有何注意要点？

释难：本案老年消渴肾病患者，脾肾俱虚，以气虚为主，兼络脉瘀滞，水湿泛溢。消渴肾病大多证见气阴两虚，本案患者乏力腰酸，夜尿频多，气虚证候尤为突出，而阴虚或燥热证候不明显，故以脾肾气虚为辨证要点。

问难：本案消渴肾病的治法有何特点？

释难：消渴肾病是一种慢性迁延性疾病，"冰冻三尺非一日之寒"，故治疗本病须有打持久战的心理准备，久病必正气亏虚，然贼邪仍存，且有日益猖獗之势，此时投以和缓之法，平补平泻，缓缓治之，方为治病之要点。费伯雄在《医醇賸义·自序》中提及："夫疾病虽多，不越内伤、外感。不足者补之，以复其正；有余者去之，以归于平。是即和法也，缓治也。毒药治病去其五，良药治病去其七，亦即和法也，缓治也。天下无神奇之法，只有平淡之法，平淡之极，乃为神奇。否则眩异标新，用违其度，欲求近效，反速危亡，不和不缓故也。"本案消渴肾病以健脾益肾，补气活血利水治之，标本兼顾，扶正祛邪，平补平泻，扶助正气，祛除邪气，而不伤正，可较长时间服用。

【处方】四君子汤合五苓散加减。

【用药】
太子参 20 g	生黄芪 30 g	制苍术 15 g	制白术 15 g
生薏苡仁 30 g	猪苓 30 g	茯苓 30 g	车前子 30 g[包煎]
泽兰 15 g	泽泻 15 g	鬼箭羽 30 g	地骨皮 20 g
怀牛膝 15 g	菟丝子 20 g	丹参 15 g	桃仁 10 g
红花 10 g	制僵蚕 15 g	蝉蜕 6 g	

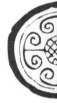

问难：本案消渴肾病组方配伍有何特点？

释难：本案消渴肾病平补平泻，扶正祛邪。方中以四君子汤加味健脾，怀牛膝、菟丝子益肾，虫类药物制僵蚕、蝉蜕祛风搜络剔邪，鬼箭羽、泽兰、丹参、桃仁、红花活血。在治疗时，本病可以在辨证的基础上结合辨病用药，选择性地使用降糖药物，以提高临床疗效，常用的降糖药物：苍术、知母、玄参、女贞子、麦冬、葛根、鬼箭羽、地骨皮、黄芪、牡丹皮、泽泻等。本方中亦酌用鬼箭羽、地骨皮等少许具有降糖作用中药配伍其中。

【疗效】药后半月，面、肢浮肿渐消，尿常规检查示蛋白（＋－）。

问难：应当如何预防消渴转变为消渴肾病？

释难：消渴肾病的发生与消渴的治疗不当密切相关，为避免消渴肾病的发生，应重视预防消渴的发生并及时调治，以防止消渴肾病的发生。消渴肾病常见的临床表现为蛋白尿、水肿、高血压、肾功能损伤等。尽管肾虚是消渴及其并发症发生的主要内因，但是，由于现今大众生活条件优渥，喜食少动，且嗜食辛辣煎炸、肥甘厚腻等，日久伤及脾胃，湿热、痰瘀内阻，不仅诱发消渴之疾，内蕴之痰瘀闭阻肾络，则变生消渴肾病。因此，有患消渴潜在趋势者，当尽早调控饮食，结合适量运动，以防病于未然。而对于已患消渴的患者，需积极调控血糖，结合中医益肾养阴、活血化瘀通络之法，以防变生肾病。

病案三

某女，51 岁。

【主诉】口干多饮 6 年，水肿伴尿中泡沫增多 1 年。

【现病史】2 型糖尿病 6 年，蛋白尿 1 年。尿常规检查示葡萄糖（＋＋＋），尿蛋白（＋）；24 h 尿蛋白定量 1.5 g；空腹血糖 8.8 mmol/L；肾功能正常。当地给予二甲双胍 0.25 g，每日 1 次。

刻下：腰膝酸痛，下肢浮肿，按之凹陷，视物模糊，口干，舌质偏红，边有齿痕，苔薄腻，脉细。

【既往史】有 2 型糖尿病病史 6 年，蛋白尿病史 1 年。

【诊断】西医诊断：糖尿病肾病（Ⅳ期）；2 型糖尿病。

中医诊断：消渴肾病。

【辨证】脾肾气阴两虚,湿瘀内阻。

问难:消渴发展为消渴肾病的病机是如何转化的?

释难:消渴发展到消渴肾病阶段,不再是简单的肺、胃、肾上中下三消,阴虚燥热的病理机制。随着脾、肾两脏的累及,阴伤及气,气虚及阳等病理的机转,可发展为气阴两虚证、脾肾气虚证、脾肾阳虚证、阴阳两虚证。同时,由于气阴两虚,阴虚燥热,煎熬津血,则津停为痰,血滞为瘀,气滞血瘀,痰湿互结,阻于络脉,形成微型癥积。

问难:消渴肾病的标实证是什么?

释难:消渴发展到肾病阶段,往往因虚致实,脏腑功能障碍,产生气滞、血瘀、痰阻、水湿、肝火等多种病理产物,这些病理产物会进一步阻碍脏腑的气化功能,成为新的病理因素。而痰瘀阻络是消渴肾病的主要病理变化。宋代《太平圣惠方》已经认知饮食肥美会导致消渴:"三消者,本起肾虚,或食肥美之所发也。"《寿世保元》亦指出:"夫消渴者,由壮盛之时,不自保养,任情纵欲,饮酒无度,喜食脍炙,或服丹石,遂使肾水枯竭,心火燔炽。三焦猛烈,五脏干燥。由是渴利生焉。"肥甘厚腻之品本就易于酿生痰湿,久食必会损伤脾胃,则湿热或痰湿越盛。痰湿蕴阻络脉,血行失畅则瘀,痰瘀交互闭阻肾络,则发为消渴肾病。而消渴肾病患者表现出来的高脂血症、高血糖、血液高黏滞状态均是痰瘀之象,而消渴肾病的微血管病变及肾小球硬化等病理征象更是瘀阻肾络的微观表现。本案患者的标实证候以湿热、瘀血及水湿为主。

【治法】健脾益肾,补气养阴,活血利湿。

问难:本案消渴肾病患者治法选方有何特点?

释难:治疗各类慢性肾病时,结合邹云翔教授的经验,宗以和缓之法,注意平补平泻,缓缓而治。本案消渴肾病患者因气虚湿阻,脾失健运与阴液亏虚均较重,故运脾化湿与滋阴清利并用,再配伍活血化瘀、利水消肿法,以期扶正不恋邪,祛邪不伤正。

【处方】自拟方。

【用药】

续断 15 g	桑寄生 15 g	杜仲 20 g	怀牛膝 15 g
太子参 20 g	制苍术 10 g	生薏苡仁 20 g	茯苓皮 40 g
川石斛 20 g	北沙参 15 g	白茅根 20 g	芦根 20 g
车前子 30 g包煎	鬼箭羽 30 g	地骨皮 20 g	牡丹皮 20 g
红花 10 g			

问难：本案消渴肾病患者用的药特点如何？

释难：本案消渴肾病患者主要表现为脾肾气阴两虚，湿瘀内阻，治疗上以健脾益肾，补气养阴，化湿活血为主。脾虚湿重，而阴液已伤，故方中补气养阴与燥湿运脾兼顾，如北沙参、川石斛与制苍术、生薏苡仁等配伍，这也是消渴肾病常见的病机和组方特点。因湿邪难化，故养阴药物以轻润不滋腻之北沙参、川石斛为主，而少用或不用山茱萸、龟甲、鳖甲等滋腻之品。

【疗效】上方服用2周，复诊仍见面部及双下肢浮肿，尤以午后双下肢浮肿明显，关节肌肉酸痛，手足麻木，自觉心慌，舌质红，苔薄黄，脉细，治守上法，加强活血化瘀通络之品。

太子参 20 g	生黄芪 20 g	生薏苡仁 20 g	茯苓皮 30 g
车前子 30 g^{包煎}	泽兰 15 g	泽泻 15 g	川石斛 20 g
天花粉 15 g	白茅根 30 g	鬼箭羽 30 g	地骨皮 20 g
马齿苋 20 g	青风藤 15 g	鸡血藤 15 g	炙桑枝 15 g
片姜黄 10 g	丹参 20 g	川芎 10 g	全瓜蒌 15 g

问难：本案消渴肾病患者复诊证候及用药如何变化？

释难：复诊时仍表现为气阴两虚，阴液不足，湿瘀阻络为主，但是患者水肿之症状未有较好改善。诚如《金匮要略》所云："血不利则为水。"本案患糖尿病6年，血瘀阻络乃为重要病理因素，初诊虽有考虑此点，但是仅以牡丹皮、红花活血和络，其活血化瘀之力尚弱，仅针对血瘀之轻证，故治疗上在益气养阴清热基础上，用丹参、川芎以活血化瘀，更予青风藤、鸡血藤、炙桑枝、片姜黄以祛风利湿，活血通络。在临床上，需及时依据患者用药反馈调整用药，恰如本案患者，若水肿、蛋白尿仍持续不解，则需加用僵蚕、全蝎、地龙等虫类药以破血逐瘀。

药后诸症有减，水肿基本消退，泡沫尿未作，血压135/85 mmHg；空腹血糖6.5 mmol/L；尿常规检查示葡萄糖（－），尿蛋白（－），守方继服。

问难：对于肾功能正常的消渴肾病患者，经治蛋白尿转阴后仍需守方服药吗？

释难：正如本案患者经治后诸症好转，但是仍嘱其守方继服。盖因患者之病源于糖尿病，血糖升高，会使消渴肾病加重，故此类患者经治好转后，仍需守方服药，以防病证再次加重。患者也不可放松警惕，仍需定期检查尿蛋白、肾功能等相关指标，以防反复。

病案四

某男,71 岁。

【主诉】口干多饮,多食易饥 10 年,水肿间作 5 年。

【现病史】2 型糖尿病 10 年,5 年前诊断为糖尿病肾病,2 月前发现肾功能指标异常,目前用胰岛素控制血糖(诺和灵 30R 早 18 U,晚 14 U)。血压 120/80 mmHg;尿常规示尿蛋白(++);血生化检查示尿素氮 11.5 mmol/L,肌酐 149.7 μmol/L;B 超检查示双肾实质性损害,左侧 9.0 cm×5.2 cm×4.8 cm,右侧 9.4 cm×5.3 cm×4.9 cm。

刻下:腰酸,乏力,口干,有饥饿感,夜寐欠安,夜尿 1 次,苔少,舌质红,脉细略弦。

【既往史】否认高血压等病史,有 2 型糖尿病病史 10 年。

【诊断】西医诊断:慢性肾衰竭;糖尿病肾病;2 型糖尿病。

　　　　中医诊断:肾劳;消渴肾病。

【辨证】脾肾气阴两虚,湿浊内蕴。

问难:消渴肾病的关键病机是什么?

释难:消渴转化为肾病最为关键的病机是阴虚及气,累及脾、肾,以及产生相应的病理产物如痰湿、湿热、瘀血、水湿等,是疾病发生和发展的重要环节。早期消渴以阴虚内热为主,《证治汇补》云:"人惟酒色是耽,辛热太过,或以甘肥爆炙适其口,或以丹砂玉石济其私,于是火炎上熏,津液干枯而病生焉。"久病则脾肾虚损,痰湿瘀阻,络脉不畅,致使机体升降失司,精微无以敛藏,浊毒排泄不畅,最终形成一系列本虚标实的症候群。消渴病进入慢性肾衰竭阶段常见肾元虚衰,水湿、浊毒内蕴之证,其中肾元虚衰是病变之本,水湿、浊毒及瘀血等均是该阶段重要病理因素。

【治法】益气养阴,活血清利泄浊。

【处方】参芪地黄汤合二至丸加减。

问难:患者由消渴的阴虚燥热渐转为消渴肾病的脾肾气阴两虚,治疗上是否还要兼顾阴虚及燥热的这些基础病变证候?

释难:消渴肾病本虚以气阴两虚证为多见,若阴虚为主兼见有燥热之象,则应参以滋阴清热法,在治疗消渴之时,注意不可因为急于清热而过用苦寒之品,以防发生《证治汇补》所言中寒之证——"如上消中消,治之太急,

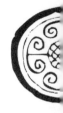

久成中满之症,所谓上热未除,中寒复起也。"临床上应注意黄连、黄芩等清热药物过于苦寒,不利于脾肾气机的恢复,当慎用或少用。然而,当患者转变为气阴两虚证时,原本阴虚燥热的基础病变证候仍需兼顾。

问难:本案消渴肾病患者的治法方药有何特点?

释难:本案消渴肾病患者气阴两虚,而阴虚燥热较重,李时珍云:"用补药必兼泻邪,邪去则补药得也,一辟一关,此乃玄妙。"故在治疗时需补泻结合,平补平泻,缓缓图之。且恰如《黄帝内经》所言:"饮入于胃,游溢精气,上归于脾,脾气散精,上归于肺,通调水道,下输膀胱,水精四布,五经并行,合于四时五脏,阴阳揆度,以为常也。"由于水液输布有赖脾之运化,故在治疗时也需注意健运脾胃,以助于运化水湿。因此,本案患者治法应以滋阴清热为主,兼以补气健脾,以参芪地黄汤合二至丸加减,再配合活血清利泄浊之法,方为得当。

【用药】

太子参 20 g	制何首乌 20 g	枸杞子 20 g	女贞子 15 g
墨旱莲 15 g	川石斛 20 g	麦冬 10 g	北沙参 12 g
生薏苡仁 20 g	茯苓皮 30 g	黄连 3 g	地骨皮 15 g
萹蓄 20 g	丹参 15 g	六月雪 15 g	白茅根 15 g
生牡蛎 40 g	制大黄 10 g		

问难:本案消渴肾病患者的临床中药配伍有何特点?

释难:本案消渴肾病患者气阴两虚,而阴虚较重,兼有口干易饥等燥热之候,故宜使用益气养阴药,重在滋阴,以大队养阴药物,如制何首乌、枸杞子、女贞子、墨旱莲、川石斛、麦冬、北沙参之品,并予清热泻火药物如黄连、地骨皮相配伍,共奏养阴清热,健脾补肾之效。而六月雪、制大黄的应用也加强了本方通腑泄浊之功,同时以牡蛎补肾敛阴,以防泄下太过。

【疗效】复诊见口干、易饥减轻,神疲乏力,腰酸膝软,舌质偏红,苔薄少,脉细。证属消渴肾病气阴不足,湿浊内蕴,治拟健脾补肾,益气养阴,清利和络,化湿泄浊。

何首乌 20 g	菟丝子 15 g	太子参 20 g	生黄芪 20 g
鬼箭羽 30 g	地骨皮 20 g	地锦草 20 g	生地黄 10 g
女贞子 15 g	山茱萸 10 g	萹蓄 20 g	制僵蚕 15 g
全蝎 3 g	蝉蜕 6 g	炒山药 20 g	生牡蛎 40 g
六月雪 15 g	制大黄 8 g		

问难：本案患者复诊时证候有何变化，临床如何随证转方？

释难：本案为老年男性，初诊时，患者口干，舌质红，有饥饿感，其阴虚燥热较甚，治疗中以养阴清热为主，佐以化湿泄浊；复诊时，患者表现为神疲乏力，而口干、饥饿感等阴虚燥热之症有减轻，则应改为益气养阴为主，配合虫类药物如制僵蚕、全蝎、蝉蜕等祛风通络，控制蛋白尿与血糖。

再服上方 2 周，乏力、口干、饥饿感减轻，舌淡偏红，苔薄白，脉细，复查尿常规检查示尿蛋白（＋）；血生化检查示尿素氮 10.9 mmol/L，血肌酐 128.0 μmol/L。

病案五

某女，63 岁。

【主诉】口干多饮 20 余年，水肿伴恶心、纳少 2 周。

【现病史】有糖尿病史 20 余年，合并有高血压、冠状动脉粥样硬化性心脏病，曾患有脑梗死，2 年前尿液检查发现有蛋白尿，血肌酐、尿素氮升高。血生化检查示血肌酐 315.2 μmol/L，尿素氮 18.63 mmol/L；空腹血糖 10.28 mmol/L；血压 140/85 mmHg。

刻下：患者恶心呕吐，头晕，纳少，全身浮肿，舌红少津，苔黄腻，脉细。

【既往史】有 2 型糖尿病、高血压、冠心病病史。

【诊断】西医诊断：慢性肾衰竭；糖尿病肾病；2 型糖尿病。

中医诊断：肾劳；消渴肾病。

【辨证】脾肾衰惫，阴虚湿热，水湿浊瘀内阻。

问难：本案患者消渴肾病临床表现较为复杂，该如何辨治？

释难：本案患者消渴日久，阴虚及气，湿热痰瘀互见，累及心、脑、肾等重要脏器，尤其是发展到了肾衰竭的中晚期。临床辨治上应以脏腑辨治为主，标本立论，从本虚证和标实证两方面来详细分析。

问难：消渴多见消谷善饥，本案患者恶心纳少的原因是什么？

释难：消渴多见消谷善饥，多饮多尿，而本案患者出现消化道症状，恶心呕吐，纳差，这正是消渴肾病痰热湿浊中阻的表现，特别是肾功能减退的患者，更容易见到该证候类型。此时，不应单纯将其视作消渴辨治，而应从消渴肾病论治，临床遇消渴见恶心呕吐者，同样需警惕消渴肾病的可能。

【治法】健脾益肾，养阴清利，化痰泄浊和络。

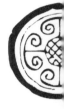

【处方】参芪地黄汤、温胆汤合猪苓汤加减。

问难：本案消渴肾病辨治有何特点？

释难：本案患者年老久病并伴有多种并发症，为本虚标实之证，辨证实邪有水湿、湿浊、痰（湿）热、瘀血，但仍需以益气养阴、健脾益肾扶正为拟方之重点。患者年过六旬，患病20载，脾、肾两脏亏虚已久，需知两脏是人体先后天之本，关系机体正气之盛衰，且两脏与人体水液输布代谢密切相关，水湿、湿浊、痰湿之邪的产生与两脏功能之衰惫密切相关，脾肾虚衰，则水湿内停，久则酿生湿浊，瘀堵络脉，气阴虚衰则内热生，内热灼液为痰，痰热内扰，故益气养阴，健脾益肾不仅是补虚，亦是遏制邪实进一步猖獗的重点。

问难：消渴肾病痰热中阻证应该如何治疗？

释难：消渴肾病的痰热中阻证应该在健脾补肾的基础上采用清化痰热，降逆和胃，参以温胆汤加减，注意健脾补肾应以清补为主，防止其滋腻碍胃。

【用药】
太子参20 g	生黄芪30 g	生地黄10 g	枸杞子20 g
法半夏10 g	陈皮10 g	姜竹茹10 g	茯苓皮40 g
生薏苡仁15 g	炒白术6 g	焦谷芽20 g	鬼箭羽30 g
丹参20 g	生牡蛎40 g	车前子20 g包煎	泽兰20 g
泽泻20 g	猪苓15 g	阿胶珠9 g	六一散20 g包煎
制大黄1.5 g			

问难：本方为何选用猪苓汤？会不会过于滋腻？

释难：猪苓汤出自张仲景的《伤寒论》，是针对阴虚水热互结证所设立的专方，消渴肾病有阴虚的基础，又有水湿泛滥的并发症，在气虚证不突出的时候，或气阴两虚，以阴虚为主时，当注意到阴虚夹有湿热的证候，以利水不伤阴，滋阴不碍湿，养阴药物的剂量不可过大，且在使用猪苓汤时，以阿胶珠代替阿胶入药，阿胶经由蛤粉炒制成珠后，不仅可以降低其滋腻之性，且可增强其养阴润肺之功，更有助于消渴的治疗。

【疗效】上方服药2周后，复诊时患者精神好转，无恶心，纳谷改善，大便日行一次，舌干少津，边有齿痕，苔薄黄，脉细，原方加川石斛20 g，制大黄改为5 g，再服2周，复查肾功能示血肌酐199.10 μmol/L，血尿素氮7.34 mmol/L；空腹血糖7.10 mmol/L；尿蛋白（＋＋＋＋）。下肢浮肿，腰痛，足关节疼痛。辨证为气阴两虚，水湿停聚，痰凝瘀阻，治拟益气养阴，活血利水，化痰除湿。

生黄芪 30 g	太子参 20 g	制苍术 15 g	制白术 15 g
生薏苡仁 15 g	茯苓皮 30 g	女贞子 20 g	枸杞子 10 g
川芎 10 g	赤芍 15 g	水蛭 3 g	制僵蚕 12 g
蝉蜕 5 g	车前子 30 g包煎	泽兰 20 g	泽泻 20 g
怀牛膝 15 g	青风藤 20 g	制大黄 5 g	

问难：本案消渴肾病患者复诊的诊疗思路发生了什么变化？

释难：患者初诊时症见苔黄腻，湿热较为突出，处方以温胆汤加减清化痰热，温胆汤出自《外台秘要》，方以半夏为君，降逆和胃，燥湿化痰，竹茹、枳实清热化痰，止呕除烦，二药共为臣药；佐以陈皮、茯苓理气健脾渗湿；生姜、大枣、甘草益脾和胃，协调诸药为使。诸药合用，共奏理气化痰，清胆和胃之效。因枳实有破气之效，恐有伤正之虞，故未采用。由于久病及络，患者乃为痰瘀交阻之象，故在本方中加牡蛎、泽兰、丹参、制大黄活血化痰软坚。因体弱病久，制大黄以小剂试效，待复诊后再做调整。复诊时患者脾运渐佳，故处方加重活血化瘀之品以延缓肾小球硬化进展，并配用虫类药物既有助减轻蛋白尿，又可祛瘀通络。

服上方 2 月后，患者诸症改善，复查肾功能示血肌酐 109.84 μmol/L，血尿素氮 9.14 mmol/L。

问难：诸多消渴患者查体时已经步入慢性肾衰竭阶段，在临床上当如何早期诊断？

释难：消渴肾病在发病早期并没有异常的临床表现，但是一旦进入显性的肾病阶段，则病程进展会明显加快，故早发现、早诊断、早治疗对延缓消渴肾病患者肾功能进展具有重要意义。而尿微量白蛋白检测对于早期诊断消渴肾病具有积极意义，不仅包括多年消渴病史的患者，还包括初次诊断为消渴的患者，均需定期进行尿微量白蛋白检测，具体检测频率为 3 个月到 1 年不等，根据患者病程长短及病情状况决定。

尿酸性肾病

病案一

某男,41 岁。

【主诉】痛风间断发作 3 年,左足踝部红肿疼痛再次发作 10 余天。

【现病史】3 年前开始痛风间歇发作,检查发现高尿酸血症,口服非布司他、碳酸氢钠,至 2019 年初出现血肌酐升高,血肌酐 126 μmol/L,血尿酸 620 μmol/L,左足踝部红肿疼痛 10 余天就诊。

刻下:失眠,纳差,呃逆,便秘,舌质红,苔薄黄,脉细。

【既往史】有痛风病史 3 年。

【诊断】西医诊断:慢性肾衰竭;高尿酸血症;尿酸性肾病。

中医诊断:痹证(热痹)。

【辨证】肾虚湿热阻络。

问难:中医辨证尿酸性肾病时应从何入手?

释难:中医根据尿酸性肾病临床主症的不同,分别归属于中医学"痹证""痛风""历节""淋证""关格""溺毒"诸范畴。早期病变属于"痹证",病因以内因为主。本病病位在肾,涉及肝、脾,病势进展缓慢,脾肾亏虚是病之本,湿、痰、瘀为病之标,临床常表现为本虚标实,相互兼夹。在病程发展中,病理变化可相互转化,病至后期,可见肾元虚衰,水湿、痰浊久蕴成毒的复杂重症。

【治法】益肾清利,活血通络。

【处方】四妙丸加减。

问难:临床治疗尿酸性肾病时,除辨证论治外,是否可加用降尿酸的中药?

释难:脾肾不足、痰瘀湿浊是本病的基本病机,益肾化瘀、利湿泄浊是治疗大法。临床时可参照现代药理研究结果,佐以具有降尿酸作用的药物,如薏苡仁、茯苓皮、玉米须、丝瓜络、威灵仙、车前子、泽泻等。

【用药】

续断15 g	桑寄生15 g	杜仲15 g	怀牛膝10 g
薏苡仁30 g	苍术12 g	夏枯草15 g	天麻10 g
赤芍10 g	丹参20 g	川芎10 g	红花10 g
青风藤20 g	鸡血藤20 g	桑枝20 g	片姜黄15 g
萆薢20 g	秦皮15 g	土茯苓30 g	泽兰15 g
泽泻15 g	白茅根20 g	芦根20 g	葫芦瓢15 g
萹蓄20 g	桑叶20 g	荷叶15 g	合欢皮30 g
酸枣仁15 g	制大黄5 g	煅瓦楞子40 g^{先煎}	海螵蛸30 g
陈皮10 g	红枣6 g		

问难:邹氏肾病的学术思想中,对治疗尿酸性肾病有何独到的认识、治法及用药?

释难:尿酸性肾病的病位在肾,其发生常与先天禀赋不足,肾气受损有关。因此,顾护肾气是本病治疗的关键,即使在本病的早期,尚无明显的临床症状表现时,也应注重肾气的保护,常以益肾药和补气药相配伍,如续断、桑寄生、怀牛膝、党参、生黄芪等。临床发展至慢性肾衰竭阶段,更应根据其阴阳亏虚的偏重进行调理,并可相互配伍应用,以助阴阳互相滋生,临床常用淫羊藿、巴戟天、肉苁蓉、山茱萸、菟丝子、枸杞子、制何首乌等。即使临床中以标实为主,治以祛邪时,也应遵循保肾气的原则,使邪祛正安而不伤正。

问难:治疗尿酸性肾病临床用药时,还需要注意哪些?

释难:尿酸性肾病治疗多用清利之品,清利药性多苦寒,临床常以温补肾气和清利药配伍使用,以防清利药长期使用损伤阳气及脾胃。

【疗效】患者服药后足踝部红肿疼痛消失,血尿酸水平较前有所下降。嘱患者多饮水,限制高嘌呤食物,防止复发。

尿
酸
性
肾
病

某女,43 岁。

【主诉】发现尿酸升高 5 年,伴双下肢轻度浮肿加重 10 余天。

【现病史】发现尿酸升高 5 年,但未发痛风,故未予重视,半年前出现双下肢浮肿,至外院就诊,肾功能检查示血肌酐 155 μmol/L,尿酸 539 μmol/L;尿常规检查示尿蛋白(＋＋),尿隐血(＋＋),住院 10 天,下肢浮肿消退。2019 年 1 月 21 日检查肾功能示尿素氮 7.6 mmol/L,血肌酐 195 μmol/L,血尿酸 549 μmol/L,肾小球滤过率 26.6 mL/min;血常规检查示血红蛋白浓度 100 g/L。10 余天又出现下肢浮肿。

刻下:伴头晕,腰酸,纳可,二便如常,舌暗红,苔薄白,脉细。

【既往史】有高尿酸血症病史 5 年。

【诊断】西医诊断:慢性肾脏病 4 期;尿酸性肾病。

中医诊断:水肿。

【辨证】肾虚湿瘀阻络。

问难:尿酸性肾病的病因病机是什么?

释难:本案患者禀赋薄弱,脾肾气虚,脾失运化,肾失主水,清浊失司,湿浊内蕴,从而酿生本病。正气既虚,饮食、劳倦、七情、药毒俱可侵犯,湿郁化热,湿热为患;湿聚为痰,痰湿相合;气虚及阳,易感寒湿。湿热、寒湿流注关节经络,蕴结痹阻,而现痹痛,晚期痰瘀胶结,关节畸变;气血阻滞肾络,湿热下注膀胱,可见石淋之证。迁延日久,累及肝、肺诸脏。其基本病机为脾肾气虚,湿浊内蕴。病位在肾,与脾、肝、肺密切相关,涉及膀胱、经络等。

【治法】益肾清利,祛瘀通络。

【处方】自拟益肾清利方。

问难:尿酸性肾病发展至慢性肾衰竭阶段时,临床用药应注意哪些问题?

释难:慢性肾衰竭的病机是肾元衰竭,水毒潴留。肾元衰竭是发病之本,水毒潴留是发病之标,故此为本虚标实之病。治疗中强调维护肾气,即"保肾元"作用。扶正不用峻补用平补,祛邪亦要缓攻,如《灵枢·百病始生》曰:"阴阳俱不足,补阳则阴竭,泻阴则阳脱,如是者,可将以甘药,不可饮以至剂。"治疗中不要妄投辛热、苦寒、阴凝之品,防温燥伤阴,寒凉遏阳,滋腻湿滞,应以甘平之剂为主,补而不滞,滋而不腻,温而不燥,缓缓图治,延缓肾衰竭发展的进程。

【用药】续断 15 g　桑寄生 15 g　杜仲 15 g　怀牛膝 10 g
丹参 15 g　川芎 10 g　当归 15 g　赤芍 15 g
红花 10 g　生黄芪 30 g　白术 10 g　茯苓 30 g
茯神 30 g　茵陈 30 g　土茯苓 30 g　生蒲黄 30 g^{包煎}
积雪草 30 g　五灵脂 30 g^{包煎}　车前子 30 g^{包煎}　半枝莲 30 g
玉米须 30 g　白茅根 30 g　仙鹤草 30 g　荠菜花 20 g
萹蓄 20 g　制大黄 15 g　白花蛇舌草 30 g

问难:尿酸性肾病发展至慢性肾衰竭阶段,除了口服中药,还有哪些行之有效的治疗方法?

释难:早期一般单服中药,中晚期可配合静脉滴注及灌肠,即三联疗法。静脉滴注可用黄芪注射液、脉络宁注射液每 2 周 1 个疗程,可持续 1~2个疗程。保留灌肠方为生大黄 15 g,蒲公英 30 g,生牡蛎 30 g,六月雪 30 g,生甘草 5 g。大黄应根据患者体质、精神状态及大便次数调整用量,以保持每日大便 2~3 次为度。此外,还可辅以药浴治疗,药浴方主要成分为桂枝、附子、麻黄、赤芍、地肤子等,但尿酸性肾病在痛风发作阶段不适合药浴浸泡。

问难:邹燕勤教授,您在治疗肾病时常用哪些药物补益肾元?

释难:补益肾元常用平补,平补肾元最优配伍的药物是何首乌与菟丝子。何首乌味甘,性微温,是滋养肝肾、平补阴血的良药,有阴中化阳之效。菟丝子味甘,性温,归肝、肾、脾经,有滋补肝肾的功效,《本草正义》云其"善滋阴液而又敷布阳和,流通百脉",故菟丝子阴阳并补而偏于温阳,药性平和,温而不燥。此外,还常用续断和桑寄生,续断可补肝肾、强筋骨,并可活血化瘀,《本草求真》谓其"功与地黄、牛膝、杜仲、巴戟相等,但有温补细微之别,不可不知"。桑寄生味甘,性平,入肝、肾经,亦有补肝肾、强筋骨、祛风湿、通经络的功效,《本草求真》谓其为"补肾补血要剂"。对于续断与桑寄生的配伍,《本草蒙筌》曰:"凡风湿作痛之症,古方每用独活寄生汤煎调。续断与桑寄生气味略异,主治颇同,不得寄生,即加续断。"

【疗效】患者服药后浮肿消退,血尿酸水平较前下降,治从原意出入,复查肾功能稳定。

病例三

某男,35岁。

【主诉】左踝关节疼痛1周。

【现病史】1周前觉左踝关节疼痛,2013年3月至邹燕勤教授处就诊,查血生化检查示尿素氮9.02 mmol/L,血肌酐219.4 μmol/L,血尿酸730 μmol/L;尿常规检查示尿蛋白(+-);B超检查示左肾8.6 cm×4.1 cm×3.4 cm,右肾8.4 cm×4.2 cm×3.3 cm。

刻下:腰酸明显,夜寐差,大便干结,夜尿量多,舌淡红,苔薄白,脉细。

【既往史】既往无高血压、糖尿病病史。

【诊断】西医诊断:慢性肾脏病4期;尿酸性肾病。

中医诊断:肾劳。

【辨证】肾元亏虚,湿瘀阻络。

问难:尿酸性肾病发展至慢性肾衰竭阶段,治法应注意哪些方面?

释难:尿酸性肾病整个病程的治疗,皆治拟补肾清利。虚实兼标,标本同治,治虚以平补,祛邪以平泻,并以截源疏流法巩固善后,将辨证论治与辨病治疗有机结合。

【治法】益肾清利,活血通络。

【处方】自拟益肾清利活血方。

问难:截源疏流法的具体内容有哪些?

释难:尿酸性肾病发展至慢性肾衰竭阶段,多为本虚标实之证,标实中最常见的病理因素是湿邪、痰浊,治疗应着眼于病邪的来源,使邪有去路。痰湿的产生常与过食肥甘厚味之品、脾胃健运失职有关,治疗常加强中焦脾胃的运化和消除食物积滞达到减少病邪产生的目的,常以健脾助运药和消食药相配伍,如党参、白术、茯苓、陈皮、薏苡仁、焦山楂、焦神曲、焦谷芽、焦麦芽等,湿邪痰浊可经通利二便而加强排泄。本病的治疗过程中应保证二便通畅,并可适当增加尿量和大便次数,临床常重用甘淡渗利之品,如茯苓皮、玉米须、泽泻、猪苓、大腹皮、车前子等以利尿。大便排泄不畅者,常用通腑消积之品,如制大黄、枳实、莱菔子、槟榔等。

【用药】太子参 20 g　　生黄芪 20 g　　续断 15 g　　桑寄生 15 g
　　　　薏苡仁 20 g　　茯苓皮 40 g　　玉米须 30 g　　丝瓜络 30 g
　　　　土茯苓 30 g　　全瓜蒌 15 g　　制何首乌 20 g　菟丝子 10 g
　　　　丹参 20 g　　　川芎 10 g　　　白茅根 15 g　　芦根 15 g
　　　　车前子 30 g^{包煎}　泽泻 15 g

问难：高尿酸血症合并慢性肾衰竭的中医辨证是怎样的？

释难：中医学中仍将此病归属于"肾劳""腰痛""水肿"范畴。部分痹证、痛风症状明显者，可将痹证、痛风病名诊断附于主诊断之后。高尿酸血症合并慢性肾衰竭，病因以内因素禀不足、肾元衰竭为主，致使三焦气化、疏泄失常，水液代谢障碍，浊瘀内阻经络则关节疼痛，内阻肾络则出现蛋白尿、血尿、肾功能损害；外感风、寒、湿、热之邪或饮食不节、嗜食肥甘仅为诱因，可诱发或加重本病。病机以肾元亏虚为本，浊瘀阻络为标，本虚标实，虚实夹杂，以虚为主，但急性发作期可表现以邪实为主。

【疗效】14 天后，患者踝关节疼痛消失，血尿酸水平显著下降，后原方加减继续服药，血肌酐水平未见上升，痛风发作较前显著减少。

病案四

某女，45 岁。

【主诉】体检发现血尿酸升高 5 年余，血肌酐升高 1 个月。

【现病史】2014 年体检发现血尿酸升高（具体数值不详），无明显不适，故未予重视及系统治疗。近几年，检查血尿酸数值波动于 475～520 μmol/L 之间，未发痛风。2019 年 4 月查肾功能示血肌酐 134 μmol/L，尿蛋白（＋）。就诊时查肾功能示血肌酐 132 μmol/L，尿素氮 9.5 mmol/L，血尿酸 487 μmol/L；尿常规检查示尿蛋白（＋）。

刻下：腰部酸胀，口鼻干燥，久坐下肢轻度浮肿，纳食及睡眠正常，大便偏干，舌质暗红，苔薄黄，脉细。

【既往史】否认高血压、糖尿病等病史。

【诊断】西医诊断：慢性肾脏病 3 期；尿酸性肾病。

　　　　中医诊断：肾劳。

【辨证】肾阴亏虚，瘀浊内阻。

问难：尿酸性肾病如何进行中医辨证分型？

释难：目前中医学对本病的辨证分型尚无统一标准，故医家均根据各自的临床经验对本病进行分期分型治疗。临床经验：辨证治疗以本虚为纲，标实为目，虚实夹杂，每一本虚证可结合一个或数个标实证。本虚证分为五型论治：① 脾肾气虚证，治以健脾益肾补气法，方以参苓白术散加减；② 肝肾阴虚证，治以补肝益肾养阴法，方以杞菊地黄丸加减；③ 脾肾阳虚证，治以健脾益肾温阳法，方以金匮肾气丸合理中丸加减；④ 气阴两虚证，治以益气养阴法，方以参芪地黄汤加减；⑤ 阴阳两虚证（常见于尿酸性肾病的晚期），治以滋阴温阳法，方以左归丸加减。标实证分为四型：① 湿热证，治以清热利湿法，方以三妙散加减；② 痰浊证，治以燥湿化痰法，方以二陈汤加减；③ 瘀血证，治以活血化瘀，方以桃红四物汤加减；④ 寒湿证，治以散寒化湿，方以蠲痹汤加减。

【治法】养阴益肾，化瘀泄浊。

【处方】自拟养阴祛瘀泄浊方。

问难：中医药在治疗尿酸性肾病时有哪些特点？

释难：中医药在治疗尿酸性肾病时有以下几个特点，① 注重健脾益气，祛湿通络；② 实验证实多数药物具有促进尿酸排泄或抑制尿酸合成作用；③ 有些药物能改善肾脏血流量及微循环，促使体内病理过程逆转，从而达到修复肾脏的目的；④ 治疗尿酸性肾病的同时减少高脂血症、高血压等并发症的发生，从而提高疗效。

【用药】			
续断 15 g	桑寄生 15 g	枸杞子 20 g	穞豆衣 30 g
黄精 15 g	女贞子 20 g	墨旱莲 20 g	南沙参 15 g
北沙参 15 g	太子参 15 g	麦冬 20 g	石斛 20 g
川芎 15 g	怀牛膝 15 g	生蒲黄 15 g包煎	五灵脂 15 g包煎
茵陈 15 g	土茯苓 50 g	六月雪 15 g	茯苓皮 15 g
车前子 40 g包煎	制僵蚕 15 g	全蝎 4 g	丹参 15 g
石韦 15 g	黄蜀葵花 15 g	牛蒡子 15 g	制大黄 15 g
玉米须 30 g	生甘草 6 g	猫爪草 10 g	

问难：尿酸性肾病患者平素在防护上应注意哪些问题？

释难：中医更加注重对疾病早期的有效干预，过量的尿酸潴留体内，若不及时控制病情发展，可影响整个机体的脏腑功能。从疾病发生前到治疗后,预防与治疗共同作为调控手段,未病先防,既病防变,愈后防复;饮食有节,脾胃健运,气机通畅,痰无以生;情志顺达,气血通畅,升降出入,输布平衡;起居有常,活动适宜,气血充盛,阴平阳秘,"正气存内,邪不可干"。治疗时应注意"先安未受邪之地",防止疾病进一步发展,累及其他脏腑。治疗后不可因病情好转、症状减轻而懈怠,应顺应五时之变,在调整内在因素的基础上,注意外感疾病的发生,以减少病情的反复。

【疗效】患者持续服药近3月,其间腰部酸胀减轻,浮肿消退,血尿酸水平亦有所下降,继以益肾泄浊之法长期巩固。

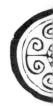

尿
酸
性
肾
病

肾小动脉硬化

病案一

某男,71 岁。

【主诉】头晕间作 30 年。

【现病史】近 30 年来头晕时作,检查发现血压升高,间断服用降压药物,近期服用厄贝沙坦、氨氯地平,血压控制在(130～140)/(75～90)mmHg,曾做头颅 CT 检查发现腔隙性脑梗死。近 5 年来出现夜尿增多,夜尿 3 次以上。每年一次体检,发现尿微量白蛋白增高,血肌酐增高,伴有空腹及餐后血糖升高。

刻下:头晕时作,视物迷糊,纳佳,口唇色暗,夜尿 3 次,大便日行 3 次,脉细略弦,苔薄黄,舌质红。

【既往史】有高血压病史 30 年。

【诊断】西医诊断:肾小动脉硬化;慢性肾脏病;高血压。

中医诊断:眩晕。

【辨证】气阴两虚,湿瘀内阻。

问难:为什么长期高血压会引起肾脏病变? 中医如何认识本病?

释难:本病是由长期高血压或血管老化而缓慢发展的肾脏小动脉硬化,最终使肾小球、肾小管的功能损害。临床可以见到长期高血压或血压控制不良者,开始出现轻度蛋白尿,并可见夜尿增多的肾小管功能受损的表现,肾功能损害的进展相对较缓慢,后期可出现氮质血症,最终导致终末期肾病。中医无类似病名,根据其临床表现属于中医学"眩晕""水肿""肾劳"等范畴。早期多以"眩晕"为主,伴随肾脏损害或尿蛋白增多,可出现"水肿""肾劳"等,其病机及治法也随其改变。

问难:本病中医如何辨证?

释难:"年过四十而阴气自半",本案患者年过七旬,年老体弱,肾阴渐耗,肝失所养,肝阴亦有不足,肝肾阴虚,故见头晕时作,视物模糊等。肾气虚损,失于封藏,精微下泄,故尿中有微量蛋白;肾气虚弱,蒸腾气化无权,则夜尿增多。肾虚气化失司,水液代谢失常,停聚为湿,久而成浊,络脉瘀阻,临床可见瘀血内阻之症状,如口唇色暗等。因此,本病的病机以肝肾气阴两虚为本,湿浊瘀血内阻为标。

【治法】补气养阴,平肝滋肾,淡渗利湿,活血和络。

【处方】参芪地黄汤加减。

【用药】

沙苑子 12 g	蒺藜 12 g	磁石 30 g^{先煎}	钩藤 20 g^{后下}
决明子 10 g	太子参 30 g	生黄芪 30 g	生薏苡仁 30 g
茯苓 30 g	山药 20 g	芡实 20 g	南沙参 20 g
北沙参 20 g	天冬 20 g	麦冬 20 g	丹参 20 g
赤芍 15 g	川芎 10 g	红花 10 g	白茅根 20 g
芦根 20 g	车前子 30 g^{包煎}	续断 15 g	制僵蚕 10 g
蝉蜕 6 g	制大黄 5 g	生牡蛎 40 g	

问难:本方为何以参芪地黄汤作为主方?

释难:方中太子参、生黄芪、续断、山药等补益肾气;南沙参、北沙参、天冬、麦冬等养阴生津;钩藤、沙苑子、蒺藜、磁石等平肝潜阳;生薏苡仁、茯苓、芡实、车前子、白茅根、芦根等渗利清利;丹参、赤芍、川芎、红花等活血化瘀;制僵蚕、蝉蜕等祛风通络;制大黄、生牡蛎通腑泄浊解毒,全方标本兼治,全面兼顾。

问难:肾小动脉硬化常见夜尿增多和尿微量白蛋白增高,中医如何辨证?

释难:肾小动脉性硬化的患者常肾气不足,封藏失职,精微下泄,故见蛋白尿流失及夜尿增多,治以补气益肾,固摄精微,消减蛋白尿。常以补气健脾益肾为主,常以黄芪、党参、白术、山药、茯苓、升麻等益气升清,健脾摄精;以熟地黄、山茱萸、枸杞子、女贞子、墨旱莲、何首乌滋肾中之阴;以沙苑子、

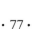

菟丝子、补骨脂、益智仁、肉苁蓉、杜仲、牛膝补肾中之阳;以龙骨、金樱子收敛固摄。

【疗效】服药后患者头晕等症缓解,复查血肌酐89.5 μmol/L,内生肌酐清除率由72 mL/min升至86.3 mL/min,24 h尿蛋白定量0.175 g。仍予补气养阴、通络泄浊法进治。

病案二

某男,75岁。

【主诉】头晕间断发作30余年,双下肢水肿间作3年。

【现病史】自30余年前起间断发作头晕,经检查发现血压升高,予降压药物治疗,现服非洛地平每次5 mg,每日1次,美托洛尔每次25 mg,每日2次,血压控制在(140~150)/(85~90)mmHg。3年前无明显诱因出现双下肢水肿,劳累后加重。至医院检查发现尿常规检查异常,以蛋白尿、隐血为主,肾功能检查示血肌酐110 μmol/L左右。现查尿常规示尿蛋白(++),隐血(++)。

刻下:腰酸,易疲劳,双下肢浮肿,按之凹陷,夜尿5~6次,舌质淡紫,舌苔薄白,脉细。

【既往史】有前列腺增生史。

【诊断】西医诊断:肾小动脉硬化;高血压;前列腺增生。

中医诊断:肾劳。

【辨证】脾肾亏虚,湿瘀内阻。

【治法】益肾健脾,渗湿和络。

【处方】邹氏保肾片加减方。

问难:本案患者为何使用邹氏保肾片加减方?

释难:本案肾小动脉硬化患者已出现水肿及肾功能损害,中医辨证应参照“肾劳”。邹氏保肾片才是参考邹云翔教授治疗慢性肾衰竭采用保肾气的“保肾丸”加减,并经过多年临床及实验研究,现已成为院内制剂,并开发成为新药,上市成为新药参乌益肾片。肾为先天之本,生命之根,为全身脏腑功能之化源,而慢性肾衰竭则是由于肾元衰竭,湿浊(毒)潴留所致。肾元衰竭就是指肾气、肾之真阴真阳俱衰,湿浊(毒)潴留是指肾元衰竭而致的各种代谢废物(如湿浊、瘀血等)不能排出,从而潴留体内。邹氏保肾片方则

针对本病机所设立,功效为补益肾元、泄浊解毒。适用于慢性肾衰竭代偿期、氮质血症期,尿毒症早、中期中医诊断为肾元衰竭、湿浊(毒)内蕴证的患者。

邹氏保肾片加减方的主要药物为制何首乌、菟丝子、太子参、茯苓、枸杞子、怀牛膝、泽兰、泽泻、车前子、制大黄等。其中何首乌、菟丝子为本方中的君药。何首乌味甘苦涩,性微温,归肝、肾二经,具有养血滋阴、补益肝肾、收敛精气之功,为平补阴血之良药,又具微温之性,有阴中化阳之功。菟丝子味辛甘,性平,归肾、肝、脾经,《本草品汇精要》谓其为"阳中之阴",具有补肾益精、养肝明目之功,亦属阴阳平补之剂而偏于补阳,能于阳中生阴。何首乌、菟丝子共为君药,两者配合,使阴中生阳,阳中生阴,阴阳生化无穷而起补益肾元、平调阴阳之功。太子参补脾益气,枸杞子、怀牛膝益肾,助君药培补肾元,怀牛膝同时可活血通络,引药下行,上三药并为臣药。茯苓、泽兰、泽泻、车前子、制大黄共为佐药,具有渗利泄浊,解毒利湿之功。诸药合用以补益肾元,健运脾胃,活血和络,渗湿泄浊,平补阴阳,缓泻湿浊(毒)。本方补不滋腻滞邪,泻不峻猛伤正,缓缓图治而达延缓肾衰竭进展的功效。

【用药】续断 15 g　　桑寄生 15 g　　枸杞子 20 g　　制何首乌 20 g
　　　　生黄芪 20 g　　太子参 20 g　　菟丝子 10 g　　生薏苡仁 20 g
　　　　茯苓皮 40 g　　车前子 30 g^{包煎}　　泽兰 10 g　　泽泻 10 g
　　　　制僵蚕 15 g　　石韦 15 g　　白茅根 15 g　　芦根 15 g
　　　　槐花 15 g　　生甘草 5 g

问难:处方用药如何补益肾元?

释难:本案肾小动脉硬化仍是本虚标实的证候,脾肾亏虚为本,湿蕴络阻为标,治疗时当标本同治,正邪兼顾。肾小动脉硬化多见于老年人,总属肾元亏虚。肾元包括肾阴肾阳,肾中元气不足,肾阴肾阳皆虚,故补益肾元即通过维护肾气,培补先天肾阴肾阳来实现。平补肾气者,习用续断、桑寄生、生黄芪、太子参等。培补肾阴肾阳注重阴阳并补,以冀阴中求阳、阳中化阴,选用菟丝子、制何首乌、枸杞子等。祛邪可以扶正,淡渗利湿、清利和络以祛邪,截断浊毒等病理的产生,从而维护肾气,防止病情进一步加重,亦体现了"治未病"的思想。

问难:请教邹燕勤教授,您在治疗本病时为何常用制何首乌、枸杞子这对药?

释难：对于肾小动脉硬化的患者，常用制何首乌、枸杞子这对药，剂量可用至 20～30 g。李时珍在《本草纲目》中论述制何首乌"能养血益肝，固精益肾，健筋骨，乌髭发，为滋补良药，不寒不燥，功在地黄、天冬诸药之上"。张山雷在《本草正义》中对何首乌的评价为"具有阴阳平秘作用，非如地黄之偏于阴凝可比"。现代药理研究表明，何首乌具有降血脂、抗动脉硬化的作用，能增强免疫功能，延缓衰老，增加冠状动脉血流量，改善心肌缺血。枸杞子味甘，性平，归肝、肾经，具有滋补肝肾、益精明目之功，药理研究具有调节免疫、促进造血、降血脂、降血压、降血糖、延缓衰老、抗肿瘤等作用。二药合用滋肾养肝，具有降脂、抗动脉硬化的作用，故常用在高血压及肾小动脉硬化的患者中。

【疗效】经治疗，患者下肢轻微浮肿，复查尿常规检查示隐血（＋～＋＋），尿蛋白（＋～＋＋）；肾功能检查示血肌酐正常，血清胱抑素 C 1.85 mg/L，内生肌酐清除率 73.7 mL/min，24 h 尿蛋白定量 0.85 g。继以益肾健脾、补气养阴、活血和络、利水渗湿法进治。

病案三

某男，77 岁。

【主诉】头晕反复近 20 年。

【现病史】近 20 年来反复头晕，夜间及凌晨明显，检查发现血压升高，服降压药物后血压降为正常。近日检查肾功能检查示血肌酐 151.6 μmol/L，血尿酸 463 μmol/L，血常规检查示正常。

刻下：头晕时作，略感腰酸乏力，纳可，夜寐欠安，夜尿 3 次，大便日 2～3 次，不成形，脉弦，舌苔薄黄。

【既往史】有高血压病史 20 年。

【诊断】西医诊断：肾小动脉硬化；慢性肾衰竭；高血压。

中医诊断：眩晕。

【辨证】肝肾阴虚，湿浊内阻。

问难：从病机上如何理解本病与肝、肾相关？

释难：肾脏病的治疗不能仅仅拘泥于肾，而应强调整体的辨证调治，根据病情注意其他脏器的治疗。此为肾小动脉硬化、慢性肾衰竭的病案，属肝肾同病,临床上较多见。肝藏血,肾藏精,肝血与肾精相互滋生转化,即所谓"精血相生"。肝阴与肾阴息息相通,称之为"肝肾同源"。病理上肝血与肾精,肝阴与肾阴可相互影响致病。脾失健运,也可影响肝之疏泄,土壅木郁,气机升降失司,气血运行失常,精微变生水湿浊毒,阻滞脏腑脉络。

【治法】滋肾平肝,化湿泄浊。

问难:为何邹燕勤教授您常用滋养肝肾、活血化瘀的方法治疗本病?

释难:肾小动脉硬化多见于老人,年老体弱,肾阴渐耗,肝失所养,肝阴不足,肝肾阴虚,肾失封藏,精微下泄故见蛋白尿,同时,可兼见头晕、眼花、耳鸣、腰膝酸软等肝肾阴虚的症状。本病病程较长,"久病入络",临床可兼瘀血内阻之见症,如面色晦暗,唇甲紫暗,舌质暗或有瘀点瘀斑,舌下脉络迂曲等。因此,本病的病机以肝肾阴虚、瘀血内阻为主要特点,故在治疗上以滋补肝肾,活血化瘀为治疗大法,常以六味地黄汤为主方,酌加桃仁、红花、丹参、川芎、三七等活血化瘀之品。补益肝肾的药物中常用制何首乌、枸杞子,二药合用滋补肝肾,药理研究具有软化血管的作用。肾小动脉硬化与肾气不足相关,故在滋养肝肾的同时注意顾护肾气,辨证方中常加入续断、桑寄生、杜仲等补肾气之品。阴虚及阳,后期可致肾之元阴元阳俱虚,即肾元虚损,需平补阴阳,于滋肾之中加入菟丝子、淫羊藿等平补肾阳之药。控制血压也是延缓本病肾功能进展的关键,血压控制不稳,肝阳上亢出现头晕头痛、面红目赤者,加天麻、钩藤、石决明等平肝潜阳;头晕耳鸣明显者,加沙苑子、蒺藜、磁石以益肾平肝;肝火盛者加菊花、夏枯草清泄肝火;肝肾阴虚,肾水不足,心火偏旺,心神难安,故常合并失眠,夜寐难安,或伴有心悸、心烦等症状,加炙远志、茯神、夜交藤、酸枣仁等养心安神。本病的病理改变为肾小动脉硬化,从微观辨证上属于瘀血阻络,治疗需着重活血化瘀。故在本病的各个阶段,各个证型的治疗中均需根据病情的轻重参入活血化瘀药。常遣用丹参、川芎、赤芍、当归、泽兰、红花、桃仁、牛膝、大黄等,并以三七粉长服,以延缓肾小动脉硬化的进展。

【处方】天麻钩藤饮合参芪地黄汤加减。

【用药】

续断 15 g	桑寄生 15 g	杜仲 20 g	怀牛膝 10 g
钩藤 20 g后下	天麻 10 g	沙苑子 10 g	蒺藜 10 g
石决明 30 g	夏枯草 15 g	生黄芪 15 g	太子参 15 g
生薏苡仁 30 g	茯苓 30 g	茯神 30 g	积雪草 20 g

土茯苓 20 g　　　茵陈 20 g　　　萹蓄 20 g　　　制大黄 20 g

炒芡实 20 g　　　车前子 30 g^{包煎}

【疗效】经治患者头晕渐减,治从原意出入,半年后复查肾功能稳定,血压基本控制。治从健脾益肾、和络泄浊法进治长期巩固。

问难:本病为何能取得稳定的疗效?

释难:本病为肾小动脉硬化、慢性肾衰竭属肝肾同病,治疗上守以滋肾平肝之法,肝肾既济,以活血和络、疏滞泄浊贯穿始终,因此取得了稳定的临床疗效。

病案四

某女,81 岁。

【主诉】头昏间作 20 年,发现血肌酐升高 15 年。

【现病史】头昏间作,发现有高血压病史 20 年,目前服用硝苯地平 30 mg,每日 1 次控制血压,血肌酐升高 15 年,近查肾功能示尿素氮 13.63 mmol/L,血肌酐 161.6 μmol/L,尿酸 505.8 μmol/L;血压 140/80 mmHg。

刻下:乏力,下肢水肿,腰痛膝软,行走不利,夜尿 3 次,夜寐欠安,纳谷欠振,大便干结难解,日行 1 次,脉弦,苔薄黄,舌质红。

【既往史】否认糖尿病病史。

【诊断】西医诊断:肾小动脉硬化;慢性肾衰竭;高血压。

　　　　中医诊断:肾劳。

【辨证】气阴两虚,湿浊内蕴。

问难:本病病位涉及哪些脏器?

释难:本病病位主要在肾,除脾以外,还涉及肝、心。患者为高龄老人,年老体弱,肾元虚损,脾气虚弱,气化失司,转输失职,水湿内潴,故见乏力、水肿;肾之阴精亏虚,水不涵木,木失所养,肝肾阴虚,筋骨失濡,则腰痛膝软,便干,舌红;肝肾阴虚,肾水不足,心肾不交,心火偏旺,心神难安,故夜寐难安,舌苔黄;气阴两虚,水湿久蕴,化生浊毒内阻,胃失和降,则食欲不振。气阴两虚,湿浊内蕴,阻碍气血运行,瘀血渐生,虚实夹杂。

问难:肾小动脉硬化病变轻者肾功能检查正常,与病久出现慢性肾衰竭患者在治疗上有何不同?

释难：本病在不同阶段治疗也有所侧重，应分期辨治。早期患者多见头晕、头痛、面红、口干等阴虚阳亢的表现，治以滋肾平肝、息风潜阳，以天麻钩藤饮为主方，佐以化痰和络。继则患者出现夜尿增多、尿频、尿蛋白增多等症，治以补益肾气，固摄精微，兼以淡渗利湿，化瘀软坚。后期患者脾肾衰败，表现为少尿、水肿、乏力、纳差、恶心、呕吐、口有浊味，还可兼见心悸、胸闷、气喘、偏瘫、失语等症，治以益肾健脾，泄浊和络，化痰息风。治疗总以标本兼顾，扶正祛邪为原则，注意顾护肾气，平补平泻。

【治法】补肾健脾，和络化湿泄浊。

【处方】自拟方。

【用药】

生黄芪 30 g	炒白术 6 g	生薏苡仁 30 g	茯苓皮 50 g
炒山药 20 g	续断 15 g	桑寄生 15 g	枸杞子 20 g
女贞子 20 g	合欢皮 30 g	首乌藤 30 g	茯神 30 g
谷芽 20 g	麦芽 20 g	制大黄 15 g	生牡蛎 40 g
积雪草 20 g	土茯苓 20 g	车前子 30 g[包煎]	

【疗效】上方治疗后症状缓解，仍夜寐欠安，胸背疼痛时作，原法出入，兼以养心安神，活血通络。治疗 1 年有余，复查肾功能示血肌酐维持在 143 μmol/L 左右。

问难：本病为何在益肾和络泄浊的基础上从心论治？

释难：本案为慢性肾衰竭病案，属心肾同病。《素问·六微旨大论》说："升已而降，降者谓天；降已而升，升者谓地。天气下降，气流于地；地气上升，气腾于天。"表明阴阳水火升降原理。心有阴阳，肾亦有阴阳，各自相互对立依存，以维持动态平衡。心之阴阳必须下降于肾，而充养肾之阴阳；肾之阴阳必须上升至心，以濡养温煦心之阴阳，只有心肾阴阳之间的上下交通，相互依存，才能保证这两脏之阴阳充足，并维持动态平衡关系，而称为心肾相交，即是"水火既济"。故以益肾和络泄浊为本，不忘从心论治。

自身免疫性疾病肾损害

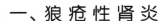

一、狼疮性肾炎

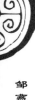

病案一

某女,26 岁。

【主诉】浮肿伴关节疼痛及面部红斑 1 月。

【现病史】1 月前颈部、腋下淋巴结肿大,未予以重视,其后患者在无明显诱因下出现面部浮肿,伴有红斑,肘、腕及指关节疼痛,颈部淋巴结肿大,至某医院检查尿常规示尿蛋白(++),尿隐血(+);血常规检查示白细胞 2.2×10^9/L,肝、肾功能正常,白蛋白 40.9 g/L,未予以特殊治疗。近日患者再次复查血常规示白细胞 2.1×10^9/L;尿常规检查示尿蛋白(++),尿隐血(++),遂至南京军区总医院查血生化示肝、肾功能正常,血钙 1.99 mmol/L,白蛋白 37 g/L,C3 0.227 g/L,C4 0.024 7 g/L;血常规检查示白细胞 1.6×10^9/L,血小板 104×10^9/L,血红蛋白 106 g/L,抗核抗体指标 1∶1000,抗 nkNP/Sm 抗体(+),抗 Sm 抗体(+),抗双链 DNA 抗体>800 KIU/L,抗中性粒细胞胞浆抗体阴性,诊断为狼疮性肾炎,系统性红斑狼疮,予以口服醋酸泼尼松每日 30 mg。

刻下:关节疼痛,面部红斑伴浮肿,偶有脱发,无腰酸腰痛,无肉眼血尿,无尿量减少,纳寐尚可,大便偏稀,双下肢轻度浮肿,舌红苔薄,脉细。

【既往史】既往体健,否认糖尿病、肝炎及结核病史,否认重大手术及外伤史。

【诊断】西医诊断：狼疮性肾炎；系统性红斑狼疮。

　　　　　中医诊断：水肿；红蝴蝶疮。

【辨证】热毒炽盛。

　　问难：本案如何辨证论治？

　　释难：狼疮性肾炎根据临床表现不同，可归属于中医学"红蝴蝶疮""阴阳毒""水肿""温病发斑""虚劳"等范围。本病以面部红斑、关节疼痛为主症，可属于"红蝴蝶疮"，因外感湿热毒邪，蕴聚于脏腑经络，在表则为皮肤红斑，在经络则关节疼痛，内陷于肾则出现尿浊、蛋白尿及尿隐血阳性。治疗上应分阶段治疗，急性期症见面部红斑、关节疼痛、浮肿，为湿热毒邪炽盛的表现，当以清热解毒、凉血利湿、攻伐热毒为主，如本证。现代医学常使用大剂量激素诱导治疗后，可出现阴虚内热证，当辅以滋阴降火；而在激素减量期间当治以滋养肝肾；恢复期多见脾肾阳虚，当温阳补肾，通阳利水。

【治法】清热解毒凉血。

【处方】犀角地黄汤加减。

【用药】
水牛角片 30 g 先煎	蝉蜕 10 g	乌梢蛇 15 g	赤芍 15 g
生地黄 30 g	牡丹皮 15 g	生石膏 30 g	知母 15 g
蛇莓 30 g	瞿麦 30 g	白花蛇舌草 30 g	鸡血藤 15 g
青风藤 15 g	穿山龙 15 g	藤梨根 30 g	紫荆皮 30 g
鹿衔草 30 g	金雀根 30 g	川芎 15 g	三白草 30 g
生甘草 6 g	红枣 10 g		

　　问难：如何选方？

　　释难：一般热毒炽盛证以犀角地黄汤（或合五味消毒饮）加减。

　　问难：如何临证加减？

　　释难：临床上见血尿者，应加重凉血止血，可重用生地黄，加入白茅根、茜草、生地榆等。见蛋白尿者，先辨别邪实与正虚，邪实者多为湿热毒邪未清，选用石韦、萹蓄、瞿麦清热利湿；正虚者脾肾亏虚，可重用生黄芪，加芡实、金樱子收敛固涩。高热者，加入生石膏、知母、金银花清气凉营；低热者，加沙参、麦冬、青蒿养阴清热。关节疼痛者，加独活、桑寄生、青风藤、鸡血藤等藤类药物通络止痛，如关节疼痛日久，可选用虫类药物搜剔通络。面部红斑者，加生地黄、赤芍、红花、益母草凉血化瘀消斑。

　　问难：治疗狼疮性肾炎的药物有哪些特点？

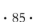

自身免疫性疾病肾损害

释难：① 狼疮性肾炎多因邪毒内损脏腑,治疗当祛邪与扶正兼顾,标本同治。治以益气养阴,祛风通络,解毒清利。② 中西合璧,扬长避短,治疗狼疮性肾炎避免不了使用激素及免疫抑制剂,多数患者本身有免疫功能障碍,使用西药后,自身免疫功能下降,外周血白细胞下降,需使用养血补气药,如当归、制何首乌、桑椹、黄精、黄芪、党参等。③ 热毒灼伤血分,常常加用凉血活血之品,如赤芍、牡丹皮、槐花,且加重生地黄用量,凉血化瘀,使得血热得清,无瘀滞之患。④ 蛇莓一药,为蔷薇科植物蛇莓的全草,味甘、苦,性寒,具有清热解毒、凉血止血、散瘀消肿的功效。外用内服皆可,常用于治疗热病、惊痫、咽喉肿痛、痈肿、蛇虫咬伤等。我们常用之与白花蛇舌草配伍治疗系统性红斑狼疮,取效良好。

【疗效】患者服药后面部浮肿消退,关节疼痛较前明显减轻,后继续加减服药,诸症均有所好转。

病案二

某女,42岁。

【主诉】牙龈出血1月。

【现病史】原有狼疮性肾炎,现肾脏病情稳定,尿常规检查阴性。近1月牙龈出血,查抗核抗体指标示抗 nRNP/Sm 抗体(+),抗 Sm 抗体(+),抗 SSA 抗体(+);肝功能检查示谷丙转氨酶95 U/L,谷草转氨酶73 U/L。

刻下：牙龈出血明显,色鲜红,无牙龈肿痛,伴有耳鸣,夜寐多梦,脱发,左耳轻度流脓,较前有好转,双下肢无浮肿,舌红苔少,脉细。

【既往史】既往体健,否认糖尿病、肝炎及结核病史,否认重大手术及外伤史。

【诊断】西医诊断：狼疮性肾炎；系统性红斑狼疮。

中医诊断：红蝴蝶疮；血证(齿衄)。

问难：本病属于中医学"红蝴蝶疮""齿衄"的范畴,患者牙龈出血反复1月,伴有耳鸣,夜寐多梦,舌红苔少,脉细,邹燕勤教授您辨证为气阴两虚,从何识别？

释难：红蝴蝶疮多见肝肾亏虚,精血不足,虚火上炎,兼腠理不密,热毒入里,瘀阻脉络,内伤脏腑,外伤肌肤所致,故患者基础有肝肾阴虚之证。且

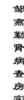

患者原有狼疮性肾炎,现虽病情稳定,但肾气本虚。《景岳全书·血证》说:"血本阴精,不宜动也,而动则为病;血主营气,不宜损也,而损则为病。盖动者多由于火,火盛则逼血妄行;损者多由于气,气伤则血无以存。"患者牙龈出血1月,并伴有耳鸣,夜寐多梦,舌红苔少,脉细等肝肾阴虚症状,虽属虚火,乃阴虚火旺,火不归元,迫血妄行,但出血日久,原有肾气亏虚之基础,血去气伤越重,且《医贯·血症论》说:"血随乎气,治血必先理气。"如单从滋阴降火角度辨证治疗,血不得摄纳则不能归经,效果不佳,需益气养阴,摄血止血。

【治法】滋阴补肾,益气摄血。

【处方】参芪地黄汤合沙参麦冬汤加减。

【用药】

生地黄 10 g	山茱萸 10 g	南沙参 15 g	北沙参 15 g
天冬 15 g	麦冬 15 g	川石斛 10 g	太子参 20 g
生黄芪 20 g	生薏苡仁 20 g	茯苓皮 30 g	垂盆草 30 g
田基黄 30 g	鸡骨草 30 g	五味子 6 g	当归 15 g
白芍 15 g	枸杞子 20 g	白茅根 30 g	车前草 20 g
制何首乌 30 g	首乌藤 30 g	川芎 10 g	磁石 30 g^{先煎}
炮姜炭 1.5 g	仙鹤草 30 g	荠菜花 20 g	

问难:当归偏温又活血,是否会助热,不利于止血?

释难:当归擅长补血和血,《金匮要略心典》注释:"当归引血归经。"且患者齿衄日久,阴血亏虚,当归、白芍配伍,当归为血中气药,白芍酸敛,为血中阴药,两药合用动静结合,养血理血和血,当归的温性在滋阴清热药中可制约诸药之寒,当归之活血作用使得补而不滞。

问难:加炮姜炭 1.5 g 有何配伍意义?

释难:炮姜炭是姜科植物姜的干燥根茎经炒炭形成的炮制品,炮制后辛味消失,守而不走,长于止血温经,温经作用弱于炮姜,收涩止血作用强于炮姜。《本草经解》中述:"干姜……炮灰色黑,入足少阴肾经……炮姜入肾助火。火在下谓之少火,少火生气,气充则中自温也。血随气行,气逆火动,则血上溢。炮姜入肾,肾温则浮逆之火气皆下,火平气降,其血自止矣。"少佐炮姜炭可以少火生气,引火归元,更重要的是此有反佐意义,在诸滋阴清热药中有制约诸药之寒,使得寒不凝而血乃和。因其性温,故只用 1.5 g。

问难:本案在治疗红蝴蝶疮方面如何兼顾治疗,为何?

释难：红蝴蝶疮中医辨证多为本虚标实，患者目前处于肾脏病情稳定阶段，仅有耳鸣、夜寐多梦、脱发等症状，属于肝肾气阴两虚，治疗上当以"急则治标，缓则治本""标本兼治"，目前主要的急证是齿衄，急则治标，故辨证论治主要针对出血使用白茅根、仙鹤草、荠菜花、炮姜炭清热止血，并兼顾肝脏功能异常予以垂盆草、田基黄、鸡骨草保肝。

【疗效】患者牙龈出血渐止，耳鸣好转，仍以原方加减治疗，后诸症好转，肝功能回复正常。

二、干燥综合征肾损害

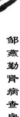

病案一

某女,49 岁。

【主诉】发现血肌酐升高 8 年余,腰酸乏力明显 1 周。

【现病史】2010 年体检发现肾功能异常,查血肌酐 112.3 μmol/L,至南京军区总医院予益肾丸、百令胶囊、肾炎宁片等中成药口服,随访血肌酐仍逐年升高,2017 年 7 月 17 日查血肌酐 430.5 μmol/L,自觉腰酸乏力明显,出现双下肢足踝足背浮肿,眼睑浮肿,晨轻暮重,汗出恶风,今至江苏省中医院门诊,为求进一步诊治收住肾病科,病程中无肉眼血尿,无多发溃疡,未行肾穿刺活检。

刻下：神志清,精神尚可,腰酸乏力明显,眼睑及双下肢轻度浮肿,无恶寒发热,无头晕头痛,无恶心呕吐,尿量可,小便泡沫增多,大便日行,纳眠尚可,舌红,苔薄黄,脉沉细。

【既往史】既往发现干燥综合征 20 余年,曾有牙齿缺损,双下肢红斑,持续高热,长期服用糖皮质激素,现服醋酸泼尼松隔日 10 mg。有高血压病史 6 年余,长期服用氯沙坦钾,现调整为氨氯地平每日 5 mg,比索洛尔每日 2.5 mg,血压控制尚可。否认有肝炎、结核、糖尿病等病史。

【诊断】西医诊断：慢性肾脏病 5 期；干燥综合征；高血压；肾性贫血。

中医诊断：肾劳；燥痹。

【辨证】脾肾亏虚,湿浊蕴聚。

问难：中医尚无与本病完全相对应的病名,合并肾劳的中医辨证报道甚少，该如何辨证？

释难：全国中医学会内科学会痹病学组所著《痹病论治学》称本病为"燥痹"，目前报道的燥痹证型主要有六种，① 脾失健运：津液生成不足或不能正常输布，导致全身各处出现干燥症状，当健脾益气，首选四君子汤加减。② 肾精亏损：肾精不足，诸脏腑之阴乏源，当滋补肾阴，填精益髓，选用左归丸。③ 肝肾阴虚：目失所养，当养肝明目，选用杞菊地黄丸加减。④ 肺气不宣：肺不布津，气行涩滞，导致口鼻干燥，当宣肺布津，选用沙参麦冬汤加减。⑤ 瘀热内结：血热化瘀，气机受阻，水津不布，当清热凉血，选用黄连解毒汤和桃红四物汤加减。⑥ 痰瘀阻络：津液代谢异常，聚而成痰，阻塞经络，故当通络化痰，尤其并发腮腺肿大，局部淋巴结肿大，可选用沙参麦冬汤合加味消瘰丸。临床辨证灵活多样，除了根据望、闻、问、切获取的临床资料外，还当了解本病发病特征及发展规律，方可给出正确恰当的辨证。

【治法】滋阴补肾，活血利水。

【处方】防己黄芪汤加减。

【用药】

北沙参 20 g	生黄芪 40 g	防己 12 g	茯苓皮 40 g
车前子 60 g 包煎	金银花 12 g	炙紫菀 15 g	黄连 5 g
大腹皮 15 g	槐花 15 g	茵陈 15 g	生蒲黄 15 g 包煎
五灵脂 15 g 包煎	山茱萸 15 g	制何首乌 15 g	川芎 15 g
当归 12 g	紫河车 5 g	枳实 15 g	槟榔 15 g
六月雪 15 g	土茯苓 15 g	红枣 10 g	甘草 5 g
猫爪草 15 g	萹蓄 15 g	蒲公英 15 g	

问难：防己黄芪汤多用于表虚湿盛之风水的方剂，为何选本方？

释难：本案患者汗出恶风，证属卫阳已虚，标证仍占有主要地位，当选用防己黄芪汤助卫阳以行水湿，再结合活血化瘀，补益肝肾，清热利湿泄浊。

问难：患者主症是腰酸乏力、水肿、泡沫尿、苔薄黄、脉沉细，应治以清热利湿，为何用补气、清热解毒及活血化瘀之品？

释难：本病为本虚标实，虚实夹杂，病程初期，多见口干咽干起病，发展到晚期，即出现明显的肾脏损害，正气耗伤，气虚则血行不畅，瘀血阻络，津液分布受阻，阻滞日久，即可产生湿热，故当补气的同时辅以茵陈、生蒲黄、五灵脂活血化瘀和络，当归、川芎、紫河车养血活血，六月雪、土茯苓、猫爪

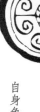

自身免疫性疾病肾损害

草、萹蓄、蒲公英、金银花、槐花清热解毒,化湿泄浊。

【疗效】水肿症状改善,小便泡沫减少,活血利水之效已达,则水津自布,口干咽干症状得以解除。同时,辅以化瘀泄浊益肾,达到保护肾功能、延缓肾衰竭进展的目的。

病案二

某女,43岁。

【主诉】发现血肌酐升高1年余,乏力明显1月。

【现病史】10年前因腮腺肿大至江苏省中医药就诊,诊断为干燥综合征。先后辗转江苏省中医院、江苏省人民医院就诊,予以硫酸羟氯喹、甲泼尼龙、白芍总苷胶囊治疗至今,目前服用硫酸羟基氯喹每日0.1 g,甲泼尼龙每日4 mg,白芍总苷胶囊每日0.3 g,病情相对平稳。2016年4月患者体检发现血肌酐升高,于江苏省人民医院就诊,服用海昆肾喜胶囊、百令胶囊等药物治疗,血肌酐未见明显下降,2017年9月起患者使用甲泼尼龙每日40 mg,后逐渐减至每日16 mg,血肌酐仍未明显下降,后逐渐减撤激素用量至每日6 mg。

刻下:乏力明显,无头痛头晕,无恶心呕吐,口眼干燥,无咳嗽咳痰,无腹痛腹泻等不适,尿量可,无肉眼血尿,大便日行1次,纳食可,夜寐安。

【既往史】既往体健,否认有糖尿病、肝炎及结核病史,否认重大手术及外伤史。

【诊断】西医诊断:慢性肾脏病3期;干燥综合征。

中医诊断:痹燥。

【辨证】脾肾亏虚,湿热浊毒蕴聚。

问难:患者已经服用激素及免疫抑制剂,并且首发症状以腮腺肿大为主,如何辨证?

释难:本病湿热常与阴虚、瘀血、燥毒相兼,易致病情迁延日久,深蕴于肾,缠绵不愈。王肯堂在《杂病证治准绳·伤湿》中写道:"是故阳盛则为木胜,合为风湿;至阳盛则火胜,合为湿热;阴盛则金胜,合为燥湿;至阴盛则木胜,合为阴湿。为兼四气,故淫溢上下内外,无处不到。"《湿热病篇》则说:"热得湿而热愈炽,湿得热而湿愈横。湿热两分,其病轻而缓,湿热交合,其病重而速。"临证还需细辨湿偏重还是热偏重,湿热与阴虚、血瘀、燥毒、肾虚

是一证兼夹还是多证兼夹,孰轻孰重。除了辨别本案中的症状以外,还需结合本身疾病的发病特征。

【治法】养阴活血,解毒清利,健脾益肾。

【处方】沙参麦冬汤加减。

【用药】

北沙参 20 g	麦冬 15 g	山茱萸 12 g	茯苓皮 40 g
车前子 60 g 包煎	山药 15 g	杜仲 15 g	怀牛膝 15 g
落得打 15 g	茵陈 15 g	蒲黄 15 g 包煎	五灵脂 15 g 包煎
猫爪草 15 g	猫须草 15 g	六月雪 15 g	土茯苓 15 g
甘草 6 g	红枣 10 g	郁金 25 g	金银花 12 g
紫菀 15 g	黄连 4 g	三七 6 g	白芍 15 g
白茅根 30 g	茜草 30 g	大腹皮 15 g	槐花 15 g
萹蓄 15 g	蒲公英 15 g	石斛 15 g	芦根 15 g

问难:为何加用解毒清利之品?

释难:干燥综合征肾损害,多由于脏腑经脉气血阴阳失调,阴虚津亏,脉道失于濡养,脏腑孔窍失养而成,病久入络致瘀,瘀血不去,新血不生,耗伤气血,使阴虚更甚,阴虚、燥毒、血瘀、湿热,互为因果。故益气养阴、生津润燥、解毒清利为治疗之本,调理气血脏腑功能紊乱,当用平补平泻,防峻补猛攻。本案中除了加用槐花、六月雪、萹蓄、蒲公英、芦根等清利之品外,还使用了三七、白芍、茵陈、蒲黄、五灵脂等活血化瘀之品。燥必入血,故活血化瘀是除燥大法之一。

【疗效】治疗本案始终围绕用药平和,缓缓图治,健脾益气不伤阴液,养阴制燥不腻不润。在邹燕勤教授的治疗下,随访半年,患者肾功能恢复正常,激素及免疫抑制剂也在撤减过程中。

三、紫癜性肾炎

病案一

某女,15 岁。

【主诉】周身散在皮肤紫癜伴蛋白尿 3 天。

【现病史】3天前无明显原因出现脚背部及下肢散在皮肤紫癜,患者未予重视,后至当地皮肤研究所就诊,诊断为紫癜性肾炎,尿常规检查示尿蛋白(+++),尿隐血(+-),无关节痛,无腹痛及黑便,无恶心呕吐,无发热等不适,为求系统治疗收住入院。平素易患上呼吸道感染,有时疲劳,无胸闷心慌,无面部红斑,无脱发,无口腔溃疡等症状。

刻下:脚背部及下肢散在皮肤紫癜,小便有泡沫,乏力时作,无关节红肿疼痛,无腹痛及黑便,无恶心呕吐,无脱发,无口腔溃疡,无发热恶寒,纳可,夜寐安,二便调。舌质红,苔黄,脉细数。

【既往史】否认有糖尿病、肝炎及结核病史,否认手术及外伤史。

【诊断】西医诊断:过敏性紫癜;紫癜性肾炎。

中医诊断:血证(紫斑)。

【辨证】素体气虚,外感风邪,血热妄行。

问难:患者易患上呼吸道感染,是否考虑有先天禀赋不足,脾肾亏虚辨证?

释难:本案发病多为内外因,内在素体有热或素体气虚,禀赋不足,外因感受六淫外邪,湿热药毒。紫癜性肾炎大多有很强的遗传背景,发作后需要较长时间的治疗。辨证论治方面,早中期以风邪袭表,邪热壅盛,迫血妄行为病机,治以祛风解毒,凉血化斑,不宜滥用补法而形成闭门留寇之虞,犯"实实"之戒;后期当以益气养阴,辅以中药提高机体免疫力及抗过敏能力,避免再发。

【治法】清热解毒,凉血消斑。

【处方】犀角地黄汤加减。

问难:犀角地黄汤出自《备急千金要方》,由犀角(现用水牛角代替)、地黄、芍药、牡丹皮组成,但过敏性紫癜除了有皮肤损害之外,尚有胃肠道及关节症状,遇到此类症状时应如何辨证用药?

释难:以犀角地黄汤为主方,如腹痛者加用白芍、甘草和中缓急止痛;尿血重者加用大蓟、小蓟、茜草、蒲黄清热凉血;便血者加用地榆、槐花凉血祛风;关节痛者加用青风藤、防风、全蝎等祛风通络。

【用药】水牛角片15 g^{先煎}　荆芥15 g　　生地黄15 g　　仙鹤草15 g

白及10 g　　蝉蜕10 g　　乌梢蛇15 g　　紫草6 g

金樱子30 g　石韦30 g　　地骨皮15 g　　土茯苓30 g

茜草15 g　　桂枝10 g　　白芍15 g　　　三白草30 g

金雀根 30 g　　　白茅根 50 g　　　荠菜花 50 g　　　生甘草 6 g

红枣 10 g

问难：方药中如何选择风类药？

释难：根据中医"治风先治血"古训，荆芥、乌梢蛇、蝉蜕祛风通络；水牛角片、生地黄、白茅根、白芍、紫草凉血祛斑；仙鹤草、白及凉血止血。治疗紫癜常以荆芥、防风、蝉蜕、乌梢蛇、紫草、牡丹皮、水牛角、黄芩、白茅根为主方。

问难：后期如何根据本虚加用药物？

释难：若皮肤紫斑反复发作，从瘀论治，加用桃仁、制大黄、赤芍活血和络；若脾虚不摄血者，加用生黄芪、太子参、炒白术、槐花、生地榆益气摄血止血；若肾虚者，加用续断、金樱子、覆盆子、海螵蛸、牡蛎益肾固摄。

【疗效】紫癜消退后，邹燕勤教授予以补气健脾益肾，患者尿蛋白降低，病情稳定，未有紫癜复发。

病案二

某女，33 岁。

【主诉】皮肤紫癜伴泡沫尿 6 年，皮肤瘙痒月余。

【现病史】2013 年因下肢紫癜，尿常规检查示尿蛋白（＋），尿隐血（＋），无关节疼痛，无腹痛，未予以重视，其后患者多次在劳累及天气变化时出现下肢紫癜，但可自行消退。2016 年 5 月体检查尿常规示尿蛋白（＋＋），行肾穿刺活检，病理检查示局灶增生性 IgA 肾病，Lee 分级 Ⅲ 级，拒绝使用激素及免疫抑制剂治疗，长期服用缬沙坦。近 2 年反复出现皮肤瘙痒，未见紫癜。

刻下：近一月再次出现皮肤瘙痒，无明显皮疹，夜间明显，小便泡沫间作，乏力，寐差，纳可，大便秘结，舌红苔少，脉细。

【既往史】否认有肝炎等病史，否认手术外伤史。

【诊断】西医诊断：过敏性紫癜；紫癜性肾炎。

中医诊断：血证（紫斑）。

【辨证】气阴两虚，风邪袭卫。

问难：本病当属中医血证之"紫斑"范畴，又称肌衄，《医宗金鉴·失血总括》说："皮肤出血曰肌衄。"病因通常分为外感和内伤两种，本病属外感还是内伤，应该如何辨证？

释难：从本病肌衄来说，初期以风热毒邪为主，久病则虚，从内伤辨证，《医学入门·斑疹》说："内伤发斑，轻如蚊迹、疹子者，多在手足，初起无头痛身热，乃胃虚火游于外。"本病反复发作，气阴耗伤，阴虚火旺，虚火伤及血脉则肌衄，热伤肾络则有尿浊、尿血。气虚卫弱，血虚营弱，近期复感风邪，郁于肌肤腠理之间，风邪耗伤气血，肤失所养而出现瘙痒风疹，故病因既有内伤亦有外感。

【治法】益气健脾，祛风固表，滋阴清热。

【处方】自拟方。

【用药】
防风 6 g	羌活 6 g	蔓荆子 10 g	地肤子 20 g
白鲜皮 20 g	蒲公英 20 g	紫花地丁 20 g	蝉蜕 6 g
乌梢蛇 10 g	牡丹皮 15 g	赤芍 15 g	太子参 20 g
生黄芪 15 g	炒白术 10 g	生薏苡仁 30 g	茯苓 30 g
茯神 30 g	火麻仁 15 g	制大黄 10 g	车前子 30 g 包煎
白茅根 15 g	制僵蚕 20 g	牛蒡子 15 g	黄蜀葵花 15 g
石韦 15 g	猫爪草 10 g	芦根 15 g	女贞子 20 g
墨旱莲 20 g	椿根皮 20 g	蜀羊泉 20 g	紫草 15 g
水牛角片 15 g 先煎	地骨皮 30 g	生石膏 15 g	乌梅 10 g
红枣 10 g	生甘草 5 g		

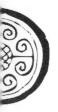

问难：制僵蚕、蝉蜕、乌梢蛇等虫类药物在本病中如何应用？

释难：有"虫类搜风"之说，指虫类药物具有活血化瘀、息风止痒、泻热消肿、攻坚破积的作用，常与防风、羌活配伍，为风毒而设，这些药物具有轻清灵动的特点，叶天士曰："风邪留于经络，须以虫蚁搜剔。"如蝉蜕气清虚，味甘性寒，轻浮而善除风热，具有清透达邪、发散诸热、拔毒外出之功，清代温病学家杨栗山称其"轻清灵透，为治血病圣药"。使用时需注意辨证，在血证、肾病等顽疾中，常常使用虫类药物，达到搜剔攻逐、缓攻渐消的作用，使用时需注意严格把握剂量，从小剂量用起。

问难：为何选用牡丹皮、赤芍这两种活血药物？

释难：活血化瘀药在治疗紫癜及荨麻疹方面十分重要。其主要原因：① 基于"治风先治血，血行风自灭"，对于紫癜及荨麻疹的风邪，除运用祛风散邪的防风、羌活外，还需运用牡丹皮、赤芍等活血药，共奏清热凉血的作用；② 基于"久病则瘀"，因离经之血，常常瘀阻于内，瘀血滞留，致血行障碍,血不归经,反复出血。

问难:使用大量滋阴清热之药,是考虑阴虚为主吗?

释难:① 本病反复发作,气阴耗伤,阴虚火旺,舌脉以阴虚为主;② 荨麻疹多因外感风邪,血虚风燥,阴血亏虚,肌肤失养;③ 方中使用虫类药物、祛风药,这些药物多温燥,易伤阴液,需配合使用滋阴养血的药物。

【疗效】患者经治后皮肤瘙痒消失,未见紫斑,继以该法加减长期治疗。

四、类风湿性关节炎损害

病案 类风湿性关节炎肾损害

某女,44岁。

【主诉】四肢关节疼痛11年余,加重伴小便泡沫增多3天。

【现病史】2008年手腕关节受凉后出现关节疼痛,继而发展为四肢关节疼痛,曾间断服用中药3年,后因晨僵、关节变形、疼痛加重,2011年4月转至四川大学华西医院,诊断为类风湿性关节炎,予英夫利西单抗静脉滴注联合醋酸泼尼松、甲氨蝶呤等药物治疗,期间抗风湿药改为重组人Ⅱ型肿瘤坏死因子受体-抗体融合蛋白皮下注射。2013年复诊时查尿常规示尿蛋白(＋)。2015年11月调整为托珠单抗注射液静脉滴注每月1次,持续至今。2017年8月患者出现双下肢浮肿持续加重,至四川大学华西医院诊断为肾病综合征,调整甲泼尼龙每日24 mg,后双下肢浮肿减轻,遂激素逐渐减量。近3日患者双下肢浮肿,小便泡沫增多,伴关节疼痛加重,尿常规检查示尿蛋白(＋＋＋),今至江苏省中医院门诊,收住入院。病程中无光过敏,无肉眼血尿,无多发溃疡。

刻下:神志清,精神一般,四肢关节疼痛,手肘关节明显,皮温升高,活动受限,双下肢浮肿,小便泡沫增多,无恶寒发热,无头晕头痛,无恶心呕吐,无肉眼血尿,大便日行,纳眠尚可,舌红苔薄黄,脉沉细。

【既往史】既往体健,否认有糖尿病、肝炎及结核病史,无重大手术及外伤史。

【诊断】西医诊断:类风湿性关节炎;肾病综合征。

中医诊断:痹证;水肿。

【辨证】脾肾亏虚，湿浊蕴聚。

问难：本案病患已久，病程较长，该如何辨证？

释难：《症因脉治·痹证》认为本病的病因是"营气不足，卫外之阳不固，皮毛空疏，腠理不充，或冲寒冒雨，露卧当风，则寒邪袭之而寒痹作矣"。《圣济总录·诸痹门》则认为"肾脂不长，则髓涸而气不行，骨乃痹，而其证内寒也"。《素问·痹论》还认为"所谓饮食居处，为其病本"，可见，痹证的产生与饮食和生活环境有关。而在《素问·评热病论》中记载"风雨寒热，不得虚，邪不能独伤人""不与风寒湿气合，故不为痹"。本病初起病位在经脉，累及筋骨、关节、肌肉，日久耗伤气血，损及肝肾，虚实夹杂。基本病机为正虚卫外不固，复感外邪，其病理性质乃本虚标实。本虚以肝肾亏虚为主；标实以风、寒、湿、热等邪为主。病理产物痰浊、瘀血、水湿在疾病的发生发展过程中起着重要作用。中医认为类风湿性关节炎的发生是由于素体正虚，复感外邪，血气不行，关节活动不利，或风、寒、湿（热）邪滞留筋骨关节，久之损伤肝肾阴血，筋骨失养所致。而类风湿关节炎肾损害的基本病机是久痹不已，内舍脏腑，导致肝、肾、脾三脏受损，脏腑气血阴阳随之亏虚。因此，临床治疗当重点把握正虚与邪实的孰轻孰重。一般而言，类风湿性关节炎病久，肝肾亏虚为常见证型，故治疗常采用补肝肾、健脾胃的治疗方法，有助于病情的长期稳定。

【治法】祛风通络，胜湿止痛。

【处方】羌活胜湿汤加减。

【用药】

羌活 15 g	独活 15 g	防风 10 g	桑枝 15 g
姜黄 15 g	鸡血藤 15 g	青风藤 15 g	蜈蚣 6 g
蜂房 15 g	生地黄 15 g	牡丹皮 12 g	泽泻 15 g
茯苓皮 40 g	车前子 60 g 包煎	雷公藤 15 g	青风藤 15 g
穿山龙 15 g	藤梨根 15 g	炒白芍 15 g	红枣 10 g
炙甘草 6 g			

问难：类风湿性关节炎肾损害临床辨证复杂，患者多服用激素及免疫抑制剂，如何辨证施治加减？

释难：常用药为独活、桑寄生、杜仲、秦艽、怀牛膝、山茱萸、苍术、生薏苡仁、茯苓皮、车前子、地龙、川芎、青风藤、穿山龙、炙甘草、红枣。若关节肿僵变形者，可加制半夏、制南星、莪术、土鳖虫等化痰行瘀；若乏力水肿明显

邹燕勤肾病查房实录

者,可加生黄芪、防己、炒白术、泽兰、泽泻、益母草益气健脾,淡渗利水;若胃脘不适,舌苔厚腻者,可加姜半夏、陈皮、佩兰、砂仁、川厚朴燥湿和中;若阳虚关节冷痛者,可加附子、桂枝、淫羊藿、制川乌、细辛温通经络;若尿蛋白多者,可加制僵蚕、全蝎、紫荆皮、雷公藤祛风通络;若肾衰竭者,可加玉米须、丝瓜络、六月雪、土茯苓化湿和络。

【疗效】随访半年,肾功能正常,尿蛋白波动在(＋－)～(＋),24 h尿蛋白定量1.0 g左右,周身关节疼痛缓解,处方继续随症加减。

自身免疫性疾病肾损害

尿 路 感 染

病案一

某女,57岁。

【主诉】尿急、尿痛1周。

【现病史】既往有霉菌性阴道炎病史,1周前,憋尿后感尿急、尿痛,自行使用抗生素治疗后症状好转,尿培养阴性,今查尿常规检查示尿白细胞127.6/μL。

刻下:溲热,尿痛,精神尚好,纳佳,舌质偏红,舌边有齿痕,苔薄黄。

【既往史】既往有霉菌性阴道炎病史,否认糖尿病等病史。

【诊断】西医诊断:膀胱炎。

中医诊断:淋证。

问难:中医如何鉴别"淋证"与"癃闭"?

释难:恰如《景岳全书》指出"淋之为病,小便痛涩滴沥,欲去不去,欲止不止者是也"。淋证以小便频数,淋沥不尽,尿道涩痛,小腹拘急,痛引腰腹为特征。癃闭是以小便点滴而出甚或点滴不出为特征。淋证与癃闭均可见小便短涩、量少,但是淋证患者每日小便总量不会减少,而癃闭患者小便总量减少,且无尿道涩痛的症状。淋证多见于尿路感染、急性肾盂肾炎、慢性肾盂肾炎急性发作等疾病,而癃闭多见于泌尿系统结石、梗阻性肾病、急性肾损伤、慢性肾衰竭等疾病,但两者之间存在相互联系,其中,因慢性肾盂肾炎而见淋证的患者若失治或误治,可进展至慢性肾衰竭,而见少尿或点滴不出的癃闭。

【辨证】气阴两虚,湿热下注。

问难:病机如何辨别?

释难:巢元方在《诸病源候论》中指出:"诸淋者,由肾虚而膀胱热故也……若饮食不节,喜怒不时,虚实不调,则腑脏不和,致肾虚而膀胱热也……肾虚则小便数,膀胱热则水下涩,数而且涩,则淋沥不宣,故谓之为淋。"高度概括了淋证的病机,淋证初起病证多实,久则由实转虚,虚实夹杂,本案患者病非初发,病情迁延反复,湿热之邪久蕴下焦,耗伤气阴,致使正虚邪恋;本案患者病位在肾与膀胱,其病机为肾虚膀胱湿热,憋尿则可诱发膀胱气化功能失司,引发湿热下注,病理性质属本虚标实。本案患者久病脾肾气阴两虚为本,湿热下注,膀胱气化不利为标。

问难:尿路感染常见中医证型有哪些?

释难:常见证型有下焦湿热证、邪犯少阳证、热伤肾络证、阴虚湿热证、气虚夹湿证、气阴两虚兼湿热证、脾肾阳虚证。

【治法】益气养阴,清热利湿。

【处方】参芪地黄汤加减。

问难:本案患者现为湿热下注,可否用八正散?

释难:八正散由木通、滑石、车前子、瞿麦、萹蓄、栀子、大黄、甘草组成,功效为清热解毒、利尿通淋,乃为治疗热淋实热证常用方,用药多为苦寒泄降之品。而本案患者虽有湿热之实证,但其亦有气阴亏虚之本虚证,使用八正散恐有虚虚之弊。

问难:如何选择益肾和清热利湿?

释难:肾虚是淋证反复发作的内在原因,湿热是淋证发病之标邪。对于淋证反复发作的患者,在发病之时,以清热利湿为主;或清利结合益肾,病情缓解,湿热渐清,应予以益肾扶正为主,少佐清利以助邪外出,可固护正气防止外邪再次入侵。

【用药】

太子参 20 g	生薏苡仁 20 g	茯苓 20 g	川石斛 20 g
生地黄 10 g	瞿麦 20 g	萹蓄 20 g	蒲公英 20 g
紫花地丁 15 g	凤尾草 15 g	白茅根 20 g	芦根 20 g
车前草 15 g	知母 6 g	黄柏 6 g	荔枝草 15 g
谷芽 20 g	麦芽 20 g		

问难:本方有何深意?

释难：方中以太子参、生地黄、川石斛、生薏苡仁、茯苓等以益气养阴，健脾益肾；以瞿麦、萹蓄、白茅根、芦根等清利通淋；知母、黄柏清利下焦湿热；蒲公英、紫花地丁、凤尾草、荔枝草、车前草等清热解毒。药理研究表明，蒲公英、紫花地丁对大肠杆菌等尿路感染常见致病菌具有抑制作用，因此，在治疗尿路感染时常成对使用。

问难：丹溪认为淋家不可补气，为何邹燕勤教授，您仍用补气药，为何选用太子参？

释难：虽《丹溪心法·淋》有云："最不可用补气之药，气得补而愈胀，血得补而愈涩，热得补而愈盛。"淋家不可补针对的是实热之证，若确见气虚之证，仍可予补气之品。患者虽是脾肾气阴两虚，但仍有湿热之实邪内蕴，若予甘温益气之人参、黄芪，亦有助邪之弊，故予甘寒之太子参以益气健脾、养阴生津。此处可见，在临证之时，不可囿于古代医家之言论，辨证施治，方为中医之道。

【疗效】服药后溲热、尿痛较前减轻，考虑其"霉菌性阴道炎"病史，予中药水煎外洗、坐浴，处方：藿香50 g，佩兰50 g，苍术30 g，白术30 g，蒲公英50 g，紫花地丁50 g，苦参50 g，车前草50 g，野菊花50 g，共7剂。三诊时自诉有时溲热，尿意频频，尿量不多，继以益气养阴，清热利湿之法。

问难：女性尿路感染发病有何特点？

释难：女性尿路感染多见于生育期，绝经后妇女也尤为多见，且霉菌性阴道炎是其易感和诱发因素。本案膀胱炎患者尿痛、溲热的尿路症状较为明显，西药不能从根本上缓解其症状，临床常见此类患者病情反复发作，缠绵难愈。

问难：对于合并妇科炎症的女性尿路感染需要注意什么？

释难：对于有阴道炎的女性患者，尿路感染发作时常合并有阴道炎的症状，以清利解毒的药物水煎外洗、坐浴，与内服药物配合使用，内外兼治，能更好地缓解症状。此类患者往往久病气阴耗伤，难以抵御外邪，故常叮嘱患者平素重视个人生活卫生，尤其是外阴部的清洁。在治疗上也需注意补肾益气，以防外邪侵袭。大量排尿可冲刷尿道，有助于细菌排出，故嘱患者多饮水，并少食辛辣刺激之品。

病案二

某女，52岁。

【主诉】腰痛反复 5 年,再发 4 天伴发热。

【现病史】5 年前开始出现反复腰痛,尿常规检查有白细胞,给予抗感染治疗缓解。平素尿频,夜尿多,检查发现尿渗透压减低。4 天前因劳累腰痛再发,伴有发热,体温 37.8～38.0℃,中段尿培养检出产酸克雷伯杆菌,予头孢哌酮静脉滴注 4 天。

刻下:体温 37.2℃,尿频,夜尿多,每夜 1～2 次,溲黄,苔薄黄,舌质红,脉细。

【既往史】有糖尿病病史。

【诊断】西医诊断:慢性肾盂肾炎急性发作期。

中医诊断:腰痛。

问难:腰痛患者临床诊断需考虑哪些疾病? 如何确定?

释难:腰痛患者需结合其腰痛部位、性质、持续时间及伴随症状,结合既往史,血尿常规、B 超等相关检查。考虑肾结石、腰椎间盘突出、腰肌劳损、急性肾盂肾炎等。

问难:慢性肾盂肾炎急性发作的诊断依据有哪些?

释难:① 慢性肾盂肾炎常见于女性,常反复发作,急性发作时以尿频、尿急、尿痛为主要临床表现;② 慢性肾盂肾炎急性发作期腰痛的特点常为隐匿起病,无明显诱因,伴见发热、恶寒、恶心呕吐等全身症状,以及尿频、尿急、尿痛等尿路刺激征;③ 尿培养结果有助于诊断。

【辨证】肾虚湿热。

问难:中医辨证慢性肾盂肾炎急性发作导致的腰痛与其他疾病所致腰痛有何不同?

释难:《丹溪心法》指出:"腰者,肾之外候,一身所恃以转移阖辟者也。盖诸经皆贯于肾而络于腰脊,肾气虚,凡冲寒、受湿、伤冷、蓄热、血涩气滞、水积堕伤,与失志、作劳,种种腰疼,叠见而层出矣。脉若弦而沉者为虚,沉者为滞,涩者瘀血,缓者为湿,滑与伏者是痰。"多种病因均可导致腰痛的发生,但是慢性肾盂肾炎急性发作患者的腰痛起病隐匿,时作时止,伴见发热恶寒等全身症状,乃是肾虚湿热之证,肾虚为本病之本,湿热是本病急性发作之标,在辨证时需考虑患者平素之肾虚。

问难:患者腰痛伴发热,兼见尿路感染的症状,当属下焦湿热之证,为何辨证为肾虚湿热?

释难：《景岳全书》云："腰痛证，凡悠悠戚戚，屡发不已者，肾之虚也。"患者此次发病虽见腰痛、发热、尿频、溲黄、舌质红、苔薄黄之湿热证，但因慢性肾盂肾炎腰痛反复发作 5 年之久，兼见夜尿增多、脉细，此皆为肾气亏虚，故藏泄失司，而见夜尿增多，与脉细同为肾虚之象。故本病患者辨证当属肾虚湿热，肾虚为本，湿热为标。

【治法】益肾清利。

问难：慢性肾盂肾炎急性发作期在治疗上有何注意点？

释难：虽然本病急性发作期以标实为主，治疗上注重清利，但也应顾虑到仍有肾虚的存在。肾为至阴之体，不可过于使用苦寒之品，苦寒之品过量或久用会伤脾胃，脾胃乃为人体后天之本，肾脏有赖于其化生精微的濡养，若脾胃受损，气血精微生化乏源，故在治疗上使用清利但不可过苦寒。

【处方】自拟方。

【用药】

瞿麦 20 g	萹蓄 20 g	蒲公英 20 g	紫花地丁 20 g
续断 10 g	桑寄生 15 g	制狗脊 15 g	枸杞子 20 g
金银花 10 g	连翘 20 g	白茅根 20 g	芦根 20 g
车前草 20 g	萆薢 15 g	茯苓 20 g	川石斛 20 g
谷芽 20 g	麦芽 20 g		

问难：本方用药之意为何？

释难：《证治汇补·腰痛》指出腰痛的治疗原则："唯补肾为先，而后随邪之所见者以施治，标急则治标，本急则治本，初痛宜疏邪滞，理经隧，久痛宜补真元，养血气。"患者以腰痛为主要症状，遵循急则治标，兼顾补肾，萹蓄、瞿麦、蒲公英、紫花地丁清热通淋解毒；续断、桑寄生、制狗脊、枸杞子等补益肾气，以助气化；金银花、连翘清热解毒；白茅根、芦根、车前草、萆薢等清热利湿解毒；茯苓、谷芽、麦芽健脾消食助运。

问难：本案既属肾虚，为何不投以大量补肾药以补益肾气？

释难：本案患者为慢性肾盂肾炎，平素夜尿增多，其具有肾气不足的一面，然现阶段仍为急性发作期，当急则治标，以清利湿热、祛邪治标为主。而湿热之邪难以尽除，使病情缠绵难愈，并易迁延反复，故清热利湿治法应贯穿病程始终。本案患者以肾虚为本，故治疗上还需兼顾补益肾元，但过于滋补有助湿之弊，因此，仅以续断、桑寄生、制狗脊、枸杞子等以补益肾气。

【疗效】用药后尿频改善，腰痛仍作，在病情缓解后以补益肾元为主。

问难：慢性肾盂肾炎在各个阶段的治疗有何侧重点？

释难：急性发作时，急则治标，兼顾补肾，待病情缓解，实邪渐去，转而补益肾元，扶正固本，兼顾祛除余邪。可予太子参、生黄芪、续断、桑寄生、狗脊、菟丝子、枸杞子、川石斛等益气养阴，补益肾元。腰痛明显时，以独活寄生汤为主加减；肾气不固，夜尿频多者，应补肾固摄，取五子衍宗丸之意，酌加菟丝子、覆盆子、金樱子等药。

病案三

某女，78岁。

【主诉】尿频、尿急、尿痛反复1年余。

【现病史】1年多前因劳累后感尿频、尿急、尿痛，予抗感染治疗，症状缓解。此后常于劳累后出现尿频、尿急、尿痛。

刻下：尿常规检查示持续阴性，自觉疲劳，腰酸，大便日行1～2次，质稀，舌苔黄薄，舌淡红，脉细。

【既往史】既往体健，否认糖尿病、肝炎及结核病史，否认重大手术及外伤史。

【诊断】西医诊断：慢性肾盂肾炎。

中医诊断：劳淋。

问难：为何诊断为劳淋，而非热淋？

释难：慢性肾盂肾炎遇劳即发，易反复发作，属中医学"劳淋"之范畴，本病多见于老年女性。《诸病源候论》有云："劳淋者，谓劳伤肾气而生热成淋也。肾气通于阴，其状尿留茎内，数起不出，引小腹痛，小便不利，劳倦即发也。""热淋者，三焦有热，气搏于肾，流入于胞而成淋也。其状小便赤涩，亦有宿病淋，今得热而发者，其热甚则变尿血，亦有小便后如似小豆羹汁状者，蓄作有时也。"患者尿频、尿急、尿痛等症状虽与热淋一致，但患者病情反复发作近1年，已损伤肾气，遇劳易发，已迁延为劳淋。

【辨证】脾肾气虚，湿热内蕴。

问难：为何患者辨证为脾肾气虚？

释难：《黄帝内经》指出："女子七岁，肾气盛，齿更发长；二七而天癸至，任脉通，太冲脉盛，月事以时下，故有子；三七，肾气平均，故真牙生而长极；

四七,筋骨坚,发长极,身体盛壮;五七,阳明脉衰,面始焦,发始堕;六七,三阳脉衰于上,面皆焦,发始白;七七,任脉虚,太冲脉衰少,天癸竭,地道不通,故形坏而无子也。"女性生长衰老的周期与肾气之盛衰密切相关,患者年老体衰,肾气亏损,抗邪无力,致使湿热之邪留恋。腰酸、夜尿多俱为肾气亏虚,外府失养,气化无力,固摄无权之象。患者病程中多次使用抗生素等药物,此类药物伤脾败胃,日久脾气亦虚,可见大便稀溏,故患者辨证当属脾肾气虚。

【治法】益肾健脾,清热利湿。

【处方】参苓白术散加减。

【用药】

炒党参 20 g	生黄芪 20 g	炒白术 10 g	茯苓皮 20 g
生薏苡仁 20 g	炒山药 20 g	炒芡实 20 g	焦谷芽 20 g
焦麦芽 20 g	焦山楂 20 g	焦神曲 20 g	续断 15 g
桑寄生 15 g	枸杞子 20 g	蒲公英 20 g	车前草 20 g
荔枝草 20 g	白茅根 20 g	芦根 20 g	丹参 15 g
川石斛 15 g	红枣 10 g		

问难:本方有何深意?

释难:徐灵胎评《临证指南医案·淋浊》时指出:"治淋之法,有通有塞,要当分别,有瘀血积塞溺管者,宜先通,无瘀积而虚滑者,宜峻补。"在治疗淋证时,需根据实际情况加以分辨,本病以脾肾气虚为本,湿热留恋为标,本虚标实,虚实夹杂,病属难治。治疗时因注意补益中气,鼓舞肾气,以求恢复膀胱气化之功能。处方以续断、桑寄生、枸杞子等补益肾元;生黄芪、炒党参、炒白术、生薏苡仁、茯苓皮健脾益元,荔枝草、蒲公英、白茅根、芦根、车前草等以清热利湿;炒山药、炒芡实、焦谷芽、焦麦芽、焦山楂、焦神曲等健运脾胃以绝生湿之源;加之久病入络,稍佐丹参以活血和络。

问难:清热利湿是治疗下焦湿热证的常用方法,治疗慢性肾盂肾炎时药物选择有何特点?

释难:由于慢性肾盂肾炎属本虚标实,肾虚湿热,在清热利湿药物的选择上,少用黄柏、栀子等大苦大寒之品,代以性味相对平和之蒲公英、白茅根、车前草、白花蛇舌草、荔枝草。在治疗中注意固护患者脾胃功能的调理,因为脾胃功能之强弱,与肾脏功能之盛衰密切相关。尤其是经常使用抗生素者,其脾胃功能常会受损,更需在治疗中注意补益中气,并注意大苦大寒之品的运用,以防进一步戕伐脾胃。由于湿热内蕴,易伤中焦脾胃,且清利湿热之品大多苦寒,故患者常有胃脘不适、腹胀等症状,在补肾时宜结合益气健脾的药物,如炒党参、生黄芪、炒白术、茯苓、薏苡仁、炒山药、芡实、焦谷芽、焦麦芽、焦山楂、焦神曲等,脾胃健运,可绝其生湿之源,也可补后天之本以充先天肾气。

【疗效】用药后症状减轻,继续予益肾清利之法,病情逐渐稳定,继续巩固治疗。

问难:在病情平稳后,是否需要巩固治疗?

释难:患者是为劳淋,肾虚是其发病之本,在急性发作期以湿热为发病之标,但仍总属正虚邪实,当处于缓解期,病情相对稳定时,标实虽解,然本虚尚存,《黄帝内经》云:"治病必求于本。"故在病情稳定后,仍需根据其五脏气血阴阳之虚实,施以相应治法,固护脾肾,调护正气,以抵御外界病邪之侵袭,并防止致病之邪(湿邪)内生。

病案四

某女,70岁。

【主诉】尿频、尿急反复发作5年。

【现病史】5年前开始出现尿频、尿急,每于劳累后发作,予抗感染治疗缓解。尿频、尿急反复发作,曾尿常规检查示尿隐血(＋＋),肾动态非显像检查示双肾功能轻度受损。现查尿常规示尿隐血(＋),尿红细胞19/μL。

刻下:尿频,偶有尿急,口干,饮水尚可,自觉咽痛,喉中有痰,胃脘疼痛时作,活动时双膝疼痛,纳少,夜寐差,大便干结,日行一次,舌苔薄黄,脉细弦。

【既往史】有慢性浅表性胃炎伴糜烂史。

【诊断】西医诊断:慢性肾盂肾炎。

中医诊断:劳淋。

问难:慢性肾盂肾炎急性发作的病因有哪些?

释难:《医学衷中参西录》有云:"劳淋之证,因劳而成。其人或劳力过度、或劳心过度、或房劳过度,皆能暗生内热,耗散真阴。阴亏热炽,熏蒸膀胱,久而成淋,小便不能少忍,便后仍复欲便,常常作疼。"在实际临床上,过食辛甘厚味或嗜酒无度,致使脾胃中焦受损,运化失司,酿生湿热,下注膀胱而发病;亦可因情志不畅,气郁化火,影响膀胱气化,气化不利而发病;外阴感秽浊污垢之邪,变生湿热毒邪,上逆侵袭膀胱而为病;劳累过度或房事不节,或年老体衰,均致脾肾亏虚,气血津液不归正化,酿生湿热,流注下焦,均可发而为病。

【辨证】脾肾气虚,湿热内蕴,气机阻滞。

问难:慢性肾盂肾炎的急性发作与急性肾盂肾炎的中医辨证有何异同?

释难:急性肾盂肾炎以腰痛、发热、尿频、尿急、尿痛等为主要临床表现,辨证多属实证。慢性肾盂肾炎的急性发作期与急性肾盂肾炎中医辨证病机相类似,然慢性肾盂肾炎因疾病反复发作,乃因肾虚的存在,故为虚实夹杂之证,此为不同于急性肾盂肾炎的鉴别要点。患者尿频、尿急反复发作5年,湿热余邪始终停蓄下焦,并不断耗气伤阴,致使正虚邪恋,疾病缠绵难愈。一旦劳累或外感病邪,便会导致慢性肾盂肾炎急性发作。

【治法】益肾健脾,清热化湿行气。

【处方】补中益气汤加减。

邹燕勤肾病查房实录

【用药】

太子参 20 g	生黄芪 30 g	生薏苡仁 20 g	茯苓 30 g
山药 20 g	枳壳 10 g	佛手 10 g	法半夏 6 g
陈皮 10 g	焦谷芽 20 g	焦麦芽 20 g	首乌藤 30 g
青龙齿 20 g	合欢皮 30 g	白茅根 30 g	仙鹤草 30 g
茜草 20 g	火麻仁 20 g	红枣 10 g	炙甘草 6 g
荠菜花 20 g	浙贝母 10 g	玄参 10 g	

问难:本方用药之意为何?治疗慢性肾盂肾炎有何特色用药?

释难:针对本病本虚标实、虚实夹杂的特点,治疗上补益不可过于滋腻,以防助邪,祛邪不可峻猛,以防伤正,故以太子参、生黄芪、茯苓、山药等健脾益肾,扶正固本;以生薏苡仁、仙鹤草、白茅根、茜草、荠菜花等清热利湿止血;湿热内蕴,阻滞气机,久蕴成痰,痰气交阻于喉,故见喉中有痰,故以枳壳、佛手、法半夏、陈皮理气化痰,并以浙贝母、玄参清热以疗咽痛;首乌藤、青龙齿、合欢皮安神;火麻仁润肠通便;红枣补中益气,养血安神;炙甘草调补脾胃并调和诸药。在用药中,蒲公英、紫花地丁这对药长于清热解毒,药理研究证明其具有抗炎、杀菌的作用,常用于急性发作期。湿热久蓄下焦,热灼血络,血溢脉外,故见镜下血尿,甚或肉眼血尿,白茅根、仙鹤草、荠菜花、槐花能清热解毒凉血,久病尿血,包括长期镜下血尿常用。

【疗效】复诊上述症状均好转,继以益肾健脾法。

问难:伴见肾功能受损者在治疗上需注意什么?

释难:本案属中医学"劳淋"的范畴,是本虚标实的证候,若在治疗中治不得法,或病重药轻,或疾病缓解期,显症已除,余邪未尽,蓄积下焦,耗伤气阴,损伤肾元,加之后期湿浊蕴阻,而导致肾劳的发生,此种预后不佳。本案患者已出现肾功能轻度衰退,治疗当扶正祛邪。另外,在治疗中需注意:① 定期监测患者肾功能相关指标,明确病程进展状况;② 用药选择上需注意避免肾毒性药物,以免进一步加重肾脏损伤;③ 平素饮食宜清淡,多饮水,少食辛辣助湿生热之品;④ 注意调摄休息;⑤ 注意固护脾胃,脾胃之强弱关乎肾功能之盛衰。

问难:为何劳淋不仅需要补肾,还常常要结合健脾?

释难:劳淋是为淋证日久,肾气亏虚,反复发作,因虚致损,久病成劳。然随着劳淋反复发作,肾元受损,湿浊之邪日久蓄积成毒,发为脾肾俱虚的肾劳之病,故防止劳淋发展至肾劳亦是防治的重点。在劳淋缓解期,亦需根据患者气血阴阳之亏虚,或兼夹之余邪,继续予以相应的治疗,防止劳淋的再次发作,如气虚夹湿者,当健脾补肾,益气清利,可予补中益气汤或参苓白术散加减。劳淋发作时,虽有湿热之邪,但用药不可过于苦寒,因苦寒败胃,尤其是已经存在胃肠道疾病的患者,更需避免使用苦寒药物。此外,脾为后天之本,气血生化之源,脾气健运则气血充盛,且可绝其湿热滋生之源。

病案五

某女,54 岁。

【主诉】腰痛、尿频反复发作近 2 年。

【现病史】2006 年 12 月中旬,劳累后出现腰痛、尿频,经抗感染治疗后好转。此后病情反复发作。查尿渗透压低,中段尿培养提示大肠杆菌,B 超检查示胆囊壁毛糙。

刻下:腰痛,下肢足麻,大足趾隐痛,右上腹不适,胃纳可,大便时干时稀。脉细,苔黄厚腻,舌质红。

【既往史】有高血压病史。

【诊断】西医诊断：慢性肾盂肾炎。

中医诊断：劳淋。

【辨证】肾虚湿热。

问难：本案辨证的依据是什么？

释难：本案为慢性肾盂肾炎，属于中医学"淋证"之范畴。淋证之因乃"肾虚膀胱热故也"。临床可见腰痛、尿频、夜尿多，均为肾元亏虚、固摄无力、气化失司之象。肾元虚损以肾气不足为主，又兼有舌质红等阴虚之象。而湿热之邪久稽，膀胱气化不利，故尿频、尿急；苔黄腻乃湿热之征。本案的诸多现代医学检查结果均可成为辨证的有力依据：湿热久蕴肝胆，则可致胆囊壁毛糙。中段尿培养提示大肠杆菌，提示仍有湿热之邪侵袭。患者查尿渗透压低，此为肾脏（尤其是肾脏远端肾小管）浓缩功能下降，尽管血肌酐检查值仍在正常范围内，但该指标还是提示患者肾功能已经存在损伤，在辨治时需抓住这一重点，不可忽略，应避免向肾劳进展之可能。故在临床实际应用中，辨证不可只拘泥于传统的望闻问切，而应恰当结合相关现代医学检查，从而中西合参诊治，如此方可达到最佳治疗效果。

【治法】益肾清利。

【处方】自拟方。

【用药】

续断 15 g	桑寄生 10 g	制狗脊 10 g	枸杞子 20 g
太子参 20 g	生黄芪 15 g	柴胡 3 g	炒黄芩 10 g
苍术 10 g	白术 10 g	蒲公英 20 g	紫花地丁 15 g
玉米须 30 g	土茯苓 20 g	瞿麦 20 g	萹蓄 20 g
黄柏 10 g	车前草 15 g		

问难：本案的治疗法则是什么？

释难：本案患者辨证为肾虚湿热，《灵枢·百病始生》中所说"风雨寒热，不得虚，邪不能独伤人"，患者病程日久，正气越虚，湿热之邪越盛，故病情反复，缠绵难愈。本病病位主要在下焦肾与膀胱，涉及脾胃。治疗宜补益肾元，益气养阴，清热利湿，标本兼顾，方能奏效。故以续断、桑寄生、制狗脊、枸杞子平补肝肾；太子参、生黄芪益气健脾；柴胡、黄芩疏肝清热；苍术、白术燥湿健脾；再伍以清热利湿之蒲公英、紫花地丁、玉米须、土茯苓，并加以瞿麦、萹蓄、黄柏、车前草等使湿热从小便去，使邪有出路，如此用药标本兼顾。治疗慢性肾盂肾炎常结合益肾及清利之法，此为补泻相结合之反佐，

即在整体清利的同时,予以适当补肾之品以反佐,可收获更好的疗效。

问难:劳淋肾虚证是本病之本,在临床治疗中当如何用药?

释难:患者在急性发作阶段可能标实较甚,但在缓解阶段,以及反复发作的慢性期则更多表现为肾气不足,当抓住肾虚这一关键环节,补肾是其常用之法。特别是平补肾气,常用杜仲、续断、桑寄生、制狗脊、怀牛膝。偏阳虚者则加用菟丝子、淫羊藿,但少用温燥的附子、肉桂,虑其湿热未清,以免助热伤阴。偏阴虚者结合生地黄、女贞子、枸杞子、芦根滋阴而不滋腻,以免助湿滞气。而对肾气不固,尿频、尿失禁者则配合覆盆子、金樱子、芡实、沙苑子补肾固摄。

【疗效】经治后足痛消失,腰痛减轻,大便调,夜尿次数较前减少,排尿畅,继以补肾清利法,诸症好转。

问难:劳淋易反复发作,平时如何调理才能避免复发?

释难:劳淋病情反复发作者多与外感、劳倦、情志不遂等因素相关,隋代巢元方指出:"劳淋者……劳倦即发也。"劳倦即发是劳淋的证候表现特点。李中梓《医家必读·淋证篇》认为劳淋有脾劳、肾劳之分。清代顾靖远则将劳淋分为肾劳、脾劳、心劳三类,指出了劳淋可由房劳、思虑、劳倦而诱发或加重。故在平素要注意及时调摄饮食,规律起居,调畅情志,并注意避免接触不洁之品,保持个人卫生。本病可由多种原因而诱发或加重,遇劳、感寒、郁怒、思虑为最常见原因,此与现代研究认为本病发病与机体免疫功能紊乱有关的观点相吻合。因此,此类患者宜畅情志,适寒温,节劳欲。

尿路感染

泌尿系统结石

病案一

某男,35 岁。

【主诉】腰痛间作 10 余年,加重半月。

【现病史】双肾多发性结石 16 年,体外碎石 4 次。患者形体偏胖,近半月间断腰酸、腰痛,血生化检查示肾功能正常,血尿酸 562 μmol/L;B 超检查示双肾多发结石,肝内血管瘤。

刻下:疲乏无力,面色无华,手足发凉,纳差,时有干呕,二便调,睡眠浅,苔黄,舌边有齿痕,脉细。

【既往史】有胆汁反流病史,幽门螺杆菌阳性。

【诊断】西医诊断:肾结石;高尿酸血症。

中医诊断:石淋。

问难:石淋有哪些致病因素呢?

释难:石淋多由于外感湿热,下阴不洁,秽浊之邪从下侵入机体,上犯膀胱,或他脏外感热邪传入膀胱;或饮食不节,损伤脾胃,脾虚水湿内停,湿郁化热,蕴结下焦;或肝气郁结,过积化火,气火郁于膀胱;或先天禀赋不足,肾与膀胱畸形;或久病,房事不节,损耗肾气精血,膀胱气化失常所致。

问难:石淋是如何形成的呢?

释难:华佗《中藏经》言:“虚伤真气,邪热渐深,结聚成砂,又如水煮盐,火大水少,盐渐成石。《诸病源候论》亦云:"诸淋者,由肾虚而膀胱热故也。"可知,肾虚而膀胱气化不利,泌尿功能失常,乃为尿石形成内在之根本因素。机体泌尿功能障碍,抗病能力低下,则可因气化不利而瘀滞,或因湿热蓄积、气血热结,致使结石形成。

【辨证】脾肾阳虚兼夹湿热。

问难:石淋如何进行辨证分型?

释难:石淋一证临床辨证有虚实之分。实证多为湿热蕴结,或见气滞血瘀;虚证多责之于肾,有肾阴虚、肾阳虚、阴阳两虚。常见证型:湿热蕴结证、气滞血瘀证、肾阴虚证、肾阳虚证、阴阳两虚证。单纯肾阴虚或肾阳虚证较少见,往往兼夹湿热蕴结证,形成虚实夹杂证。

问难:本案为何辨证为脾肾阳虚兼夹湿热证?

释难:本病发作时以结石为本,梗阻、感染、出血为标。急则治其标,湿热瘀滞为标;缓解时以肾虚为本,缓则治其本或标本兼顾。本案患者肾结石处于缓解期,以本虚证为主,病位在脾、肾,兼顾清利湿热。

【治法】益肾清利,健脾祛湿。

【处方】自拟方。

【用药】
续断 15 g	桑寄生 15 g	制狗脊 20 g	女贞子 20 g
墨旱莲 20 g	玉米须 30 g	萆薢 20 g	太子参 15 g
生黄芪 20 g	炒白术 10 g	生薏苡仁 15 g	茯苓 15 g
茯神 15 g	陈皮 10 g	姜半夏 10 g	竹茹 10 g
谷芽 20 g	麦芽 20 g	焦山楂 20 g	神曲 20 g
金钱草 30 g	车前子 30 g^{包煎}	泽泻 20 g	泽兰 20 g
蒲公英 20 g			

问难:本方的方义为何?

释难:本方采用续断、桑寄生、制狗脊、女贞子、墨旱莲补益肝肾;太子参、生黄芪、炒白术健脾益气;生薏苡仁、茯苓、茯神、车前子、泽兰、泽泻健脾祛湿安神;姜半夏、陈皮、竹茹燥湿化痰;谷芽、麦芽、焦山楂、焦神曲健脾消食;玉米须、萆薢、金钱草、蒲公英清利湿热。全方以扶正为主,重在脾、肾,健脾益气祛湿,补肾填精清利,补而不滞,祛邪而不伤正。

问难:方中采用女贞子、墨旱莲之用意为何?

释难:女贞子、墨旱莲二药为二至丸之组成,取自《医方集解》,有补肾养肝之功,主治肝肾阴虚之口苦咽干、腰膝酸软等症。女贞子味甘、苦而性凉,墨旱莲味甘、酸而性寒,两药合用滋养肝肾、凉血止血,性平和而不滋腻,为平补肝肾之剂。方中使用这两味药用意有三:一为补益肝肾,填补肾精;二为湿热之邪伤阴;三为防祛湿之剂伤阴。

问难:针对石淋,如何采用辨证与辨病相结合的方法?用药有哪些?

释难:患者虽始过四八之年,然石淋已逾十年,病史日久,且形体偏胖,故其人脾肾气亏虚,湿热蕴伏,流入膀胱之室,壅痹肾络,膀胱气化不利,而成是症。治宜益肾清利,健脾祛湿,脾肾得健,气化宣通,湿热自无盘踞之所矣。可用费伯雄和法缓治之则,扶正平补常用甘平之剂,补而不滞,祛邪常用缓泻之法,忌刚劲虎狼之品;治肾中常注意顾及脾胃,脾肾同治,强后天脾胃而充养先天之肾。

《诸病源候论·淋病诸侯》言:"石淋者,淋而出石也。肾主水,水结则化为石,故肾客沙石。肾虚为热所乘,热则成淋,其病之状,小便则茎里痛,尿不能卒出,痛引少腹,膀胱里急,沙石从小便道出,甚者塞痛,令闷绝。"《张氏医通·淋》曰:"石淋,宜清其积热,涤其砂石,如麦冬、萆薢、木通、葵子、滑石、车前、连翘、瞿麦、知母。"可选择辨病使用,以增强排石作用。

【疗效】患者服上方1月,服药期间有泥沙样结石排出,无明显腰痛和肉眼血尿,腰酸、疲劳乏力、干呕、纳差等症明显好转。

问难:本案为石淋,为何未使用石韦散?

释难:石韦散源自《证治汇补》,主要组成为石韦、冬葵子、瞿麦、滑石、车前子,功效以利水通淋为主。本案患者处于石淋缓解期,病程日久,以脾肾气虚为主,兼夹湿热之邪。临证须辨证方可施治,切忌拘泥于一法一方,而忽视整体。

问难:方中未使用排石之药,为何能排出泥沙样结石?

释难:本案患者因脾肾亏虚,膀胱气化不利,湿热蕴结下焦,煎熬尿液,10余年间石淋反复发作,迁延不愈。治病必求于本,急则治标,缓则治本。经健脾益肾、清利祛湿治疗后,不仅腰酸乏力、纳差等症可缓解,膀胱气化功能也得以恢复,推动浊毒杂质排出。虽未用排石之药,但结石可随小便排出,为正气得复之象。

病案二

某男,70岁。

【主诉】腰酸乏力 6 月余。

【现病史】平素饮食口味嗜咸,曾因双肾结石行 4 次碎石手术。2018 年 11 月自觉腰酸乏力,体检发现血肌酐升高为 150 μmol/L,给予控制血压等治疗后复查血肌酐持续升高至 240 μmol/L,于某院住院,做进一步检查,其被诊断为慢性肾脏病 3 期,高血压病 3 级(极高危),左肾萎缩伴结石,双肾结石术后。2019 年 4 月复查血生化示血尿素氮 25.79 mmol/L,血肌酐 395.7 μmol/L。

刻下:腰酸乏力,口干,纳差,时有头晕,尿量正常,夜尿 4 次,大便每日一行,夜寐尚可。

【既往史】既往有高血压病史 20 余年,服用硝苯地平、复方硫酸双肼屈嗪、甲磺酸多沙唑嗪、盐酸可乐定等多种药物,血压控制不佳,波动在(170~200)/(70~90)mmHg 左右。

【诊断】西医诊断:慢性肾脏病 4 期;高血压 3 级(极高危);左肾萎缩伴结石;双肾结石术后。

中医诊断:肾劳;石淋。

问难:患者饮食嗜咸与其肾结石的发生、肾功能的下降有关系吗?

释难:《素问·阴阳应象大论》言:"年四十而阴气自半也。"《素问·生气通天论》言:"阴之所生,本在五味;阴之五宫,伤在五味……味过于咸,大骨气劳,短肌,心气抑。"本案患者年过古稀,肾气已虚,又饮食过咸,可知其真阴未有不衰、不伤、不减之理。

问难:石淋与癃闭如何鉴别?

释难:"淋"与"癃闭"之名均首见于《黄帝内经》。"淋閟","淋"者淋沥不尽,如雨淋而下,"閟"者通闭,不通之意也;"癃闭"为小便不畅、闭塞,缓者为"癃",急者为"闭"。汉代张仲景在《金匮要略·消渴小便不利淋病脉证并治》中描述:"淋之为病,小便如粟状,小腹弦急,痛引脐中。"两者症状有相似之处,也有不同之处,如《医学心悟·小便不通》所言:"癃闭与淋证不同,淋则便数而茎痛,癃闭则小便点滴而难通。"同时两者可相互转化,淋证日久可发展为癃闭,癃闭感受外邪可合并淋证。

【辨证】肝肾亏虚,湿浊内蕴。

问难:石淋病位在肾,为何辨证为"肝肾亏虚"?

释难:患者既往有高血压病史 20 余年,血压控制不佳,同时伴有头晕、腰膝酸软等症状。肝主藏血,肾主藏精,精血同源。水不生木则肝血亏虚,肝阴不足则肝阳偏亢。本案综合整体病情分析，病位不仅在肾，也在肝。

【治法】益肾平肝，清利泄浊。

【处方】自拟方。

【用药】

续断 15 g	桑寄生 15 g	杜仲 15 g	怀牛膝 10 g
夏枯草 15 g	钩藤 10 g后下	天麻 10 g	沙苑子 10 g
蒺藜 10 g	太子参 30 g	炒白术 10 g	薏苡根 50 g
茯苓皮 50 g	丹参 20 g	川芎 10 g	红花 10 g
白茅根 15 g	芦根 15 g	泽兰 15 g	泽泻 15 g
茵陈 30 g	土茯苓 50 g	落得打 30 g	生蒲黄 30 g包煎
五灵脂 30 g包煎	车前子 30 g包煎	白花蛇舌草 30 g	葫芦瓢 50 g
制大黄 12 g	萹蓄 12 g	六月雪 20 g	

问难：本方的方义为何？

释难：本方使用续断、桑寄生、杜仲、怀牛膝补益肾气；夏枯草、钩藤、天麻、沙苑子、蒺藜平肝潜阳；太子参、炒白术健脾祛湿；薏苡根、茯苓皮、泽兰、泽泻、车前子、葫芦瓢利水渗湿；丹参、川芎、红花活血化瘀；白茅根、芦根养阴生津；茵陈、土茯苓、落得打、生蒲黄、五灵脂、六月雪、制大黄泄浊排毒；白花蛇舌草、萹蓄清热利湿。全方共奏补肾平肝、健脾祛湿、活血排毒之功。

问难：全方共有 31 味药，为何要用如此大方？

释难：肾脏疾病往往至后期病机复杂，病势重。本证涉及多个脏腑，肝脾肾俱虚，且兼夹多种标实证，如痰湿浊瘀等，进一步导致患者阴阳失衡，脏腑功能失常，浊毒内蕴。此时，需要调整脏腑功能，平衡阴阳，非单一小方能毕其功于一役，需多方周旋，祛邪的同时不伤正气，方可维持病情稳定。

问难：针对肾结石，中医辨证是否要结合辨病？

释难：对于肾结石，现代医学常采用体外震波治疗或手术治疗，反复多次使用往往会对肾功能造成不可逆的损伤。中医药同样也可溶石、排石，体虚者以补肾温阳、滋补肾阴、健脾益气为主，常用药：续断、桑寄生、巴戟天、女贞子、墨旱莲、生黄芪、太子参、炒白术等；辅以通淋排石、清热利尿之药，兼用行气活血、化瘀散结之法，常用药：金钱草、瞿麦、草薢、海金沙、赤芍等。

【疗效】患者严格控制饮食，经低盐、优质低蛋白饮食，并服中药 14 剂后，自觉乏力、口干症状好转，纳食转佳，夜尿 2～3 次，大便每日 2 次，夜寐尚可。

问难：石淋会导致肾功能下降吗？

释难：石淋的预后与患者的体质、证型、病情轻重有关。病情轻、病程短、急性起病者预后较好；而病程长、病情经常反复者，易逐步耗伤肾气，导致肾阴肾阳亏虚，肾精亏损，运化水湿浊毒能力下降，痰湿瘀互结，弥漫三焦，进一步加重肾功能损伤。石淋初期多属湿热蕴结膀胱，若病延日久，热郁伤阴，湿遏阳气，或阴伤及气，则可导致肝脾肾亏虚，膀胱气化无权，病证由实转虚，虚实夹杂，甚则发展为癃闭、肾劳、关格。《证治汇补·癃闭》曰："既关且格，必小便不通，旦夕之间，徒增呕恶；此因浊邪壅塞三焦，正气不得升降，所以关应下而小便闭，格应上而生吐呕，阴阳闭绝，一日即死，最为危候。"

问难：应该如何预防石淋的反复发作呢？

释难：增强体质，改善脾肾功能是治本之道。平素应注意消除各种诱发因素，如防止外邪入侵，不过度憋尿；饮食节制，避免过食肥甘厚腻；注意休息，不可纵欲过劳；适量饮水，适度运动；调畅情志，防止情志内伤。

病案三

某男，45岁。

【主诉】右侧腰部疼痛间作6年，再发并肉眼血尿1天。

【现病史】平素喜食肥甘厚腻及浓茶。6年前无明显诱因出现右侧腰部剧烈疼痛，痛甚难忍，于当地医院查B超示右肾结石，行体外震波碎石治疗，后病情有所缓解。近年来右侧腰痛反复发作，间断服用排石冲剂等药物，查B超示右肾多发性结石。此次劳累后再次出现右侧腰痛，连及小腹，并出现肉眼血尿，尿常规检查示尿白细胞457/μL，尿红细胞1 856/μL，尿潜血（＋＋＋）；血肌酐172 μmol/L；B超检查示右肾多发性结石，右肾积液，右侧输尿管扩张。

刻下：腰部及少腹部仍有隐隐酸痛，恶心欲呕，无恶寒发热，舌红，苔薄黄根部腻，脉弦滑。

【既往史】否认高血压、糖尿病等病史。

【诊断】西医诊断：右肾多发性结石；右肾积液；右侧输尿管扩张；急性肾损伤。

中医诊断：石淋；尿浊。

问难：石淋的病名是从何而来？

释难："淋"之名称，始见于《黄帝内经》。"石癃"之名见于《五十二病方》。《神农本草经》最早记载"石淋"之病名。此后,巢元方在《诸病源候论》中对石淋的病机特性进行了探讨。"石淋"又有"沙淋""砂淋""沙石淋"等不同称谓,早期沙、石并提,并无区分,南宋杨士瀛提出:"沙淋凝脂而易散,石淋结块而难消。"清代沈金鳌亦言:"轻则为沙,重则为石。"

问难:石淋的病因病机为何?

释难:《黄帝内经》所论"淋""癃闭"因以气不足、热有余为主,病位主要涉及肾经、膀胱经与肝经。至隋代巢元方的《诸病源候论》舍弃了病在肝经之说,以"肾虚膀胱热"立论,后世关于石淋的主要理论大都以此为宗。膀胱湿热,熬尿成石,遂致石淋。石淋的病理性质有实、有虚,且多见虚实夹杂之证,当石淋由实转虚时,由于砂石未去,则表现为正虚邪实之证。

【辨证】肾气亏虚,瘀热互结。

问难:本案患者的辨证中为何有血瘀之标证?

释难:本案患者平素嗜食肥甘厚腻,必滋腻碍胃,痰湿中阻,气滞则血停,痰瘀互结;湿热内蕴,结石停留亦导致气血受阻,瘀而不行。久病入络,故考虑瘀热互结之证。

【治法】益肾化气,清利湿热。

问难:本案患者出现肉眼血尿、血肌酐升高、肾积水等症状,治疗有什么需要注意的吗?

释难:患者病程冗长,肾气已虚,湿热熬液伤阴,煎尿液为石,肾络受损发为血尿,且有水湿浊毒内蕴,在治疗时要注意攻补兼施,不可一味攻下而伤脾肾之气,亦不可过补而致气滞更甚。正如《临证指南医案·淋浊》指出:"治淋之法,有通有塞,要当分别。有瘀血积塞住溺管者,宜先通,无瘀积而虚滑者,宜峻补。"

【处方】自拟方。

【用药】

续断 15 g	桑寄生 15 g	女贞子 20 g	墨旱莲 20 g
金钱草 30 g	冬葵子 15 g	海金沙 15 g^{包煎}	车前子 30 g^{包煎}
蒲公英 20 g	丹参 15 g	赤芍 15 g	生黄芪 30 g
炒白术 10 g	生薏苡仁 30 g	茯苓皮 50 g	茵陈 30 g
土茯苓 50 g	生蒲黄 30 g^{包煎}	五灵脂 30 g^{包煎}	泽兰 15 g
泽泻 15 g	白茅根 15 g	萹蓄 20 g	白花蛇舌草 30 g
芦根 15 g	玉米须 30 g	草薢 20 g	

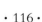

问难：本方的方义为何？

释难：方中以续断、桑寄生、女贞子、墨旱莲补益肝肾；金钱草、冬葵子、海金沙清利排石；车前子、泽泻、玉米须淡渗利湿；蒲公英、白茅根、芦根、萹蓄、白花蛇舌草、萆薢清热利湿；丹参、赤芍、生蒲黄、五灵脂活血化瘀；生黄芪、炒白术、生薏苡仁、茯苓皮健脾祛湿；土茯苓、泽兰泄浊排毒。全方标本兼顾，补肾健脾的同时清利湿热、排石通淋、泄浊排毒。

问难：方中为何使用生蒲黄、五灵脂？

释难：生蒲黄、五灵脂为失笑散的组成，两药合用有活血化瘀，散结止痛之功，主治瘀血停滞之证。本案患者患病已久，且素喜食肥甘厚腻，饮食不节，久病入络，故使用失笑散增加活血化瘀之功；患者出现肉眼血尿，为肾络受损，血溢脉外，使用失笑散亦有活血止血之效。

问难：为什么邹燕勤教授您在泌尿系统结石中常常使用海金沙、石韦、车前子等药？

释难：《本草备要》谓海金沙"甘寒淡渗，除小肠膀胱血分湿热，治肿满五淋茎痛"。《神农本草经》谓石韦"主劳热邪气，五癃闭不通，利小便水道"。谓车前子"主气癃、止痛、利水道小便、除湿痹"。萹蓄可利尿、清热、杀虫，《滇南本草》谓"利小便，治五淋白浊，热淋瘀精，涩闭关窍。"以上均为治疗石淋要药，尤其是在湿热证中尤宜。

【疗效】服上方10剂后，骤然腹痛加剧，腰酸，小便频数，排出绿豆大小结石1枚，随后疼痛缓解，尿色正常。

问难：《丹溪心法·淋》说："最不可用补气之药，气得补而愈胀，血得补而愈涩，热得补而愈盛。"然则为何用生黄芪？

释难：淋证忌补之说，是指实热证而言，膀胱有热，自当清利，不可妄投补益之剂。但若出现脾肾亏虚，中气不足，运化无力，无以推动水湿运行，水湿潴留肾脏，出现积水，可予以健脾益气，恢复膀胱气化功能，而不必有所禁忌。故读前人之作应深刻理解其内在含义，切不可断章取义，生搬硬套。

问难：本病平时应如何预防？

释难：本案患者平素嗜食肥甘厚腻，此次发作腰腹剧痛，尿血，食纳欠佳，苔薄黄舌根腻，脉弦滑，病机为湿热阻遏中州，蕴伏肾络，膀胱窍涩，气化不利。治以补益肾气的同时重取分利渗泄之法。方用续断、桑寄生等益肾化气，生薏苡仁、芦根、金钱草等清利湿热。治病不能完全依赖药物，还应嘱咐患者多饮水,调以饮食,节制肥甘酒酪厚味,才能达到正本清源,杜绝湿热瘀结再生之目的。

病案四

某女,27 岁。

【主诉】右侧腰痛伴肉眼血尿 1 天。

【现病史】前日上午无明显诱因下出现右侧腰部疼痛,呈阵发性,伴肉眼血尿,无畏寒发热,无心悸胸闷,无大汗淋漓,今至江苏省中医院门诊就诊,尿常规检查示尿白细胞(+++),尿隐血(+++),尿蛋白(+-);尿沉渣检查示红细胞 1 315/μL,白细胞 281/μL,肾早损检查示微量白蛋白 51 mg/L;B超检查示右侧输尿管扩张伴右肾积水,右肾结石,左肾结晶。

刻下:无畏寒发热,自感腹胀明显,小便量无减少,睡眠欠佳,饮食一般,大便干结,3～4 日一行。舌淡红,苔黄腻,脉弦细。

【既往史】既往无类似症状发作史,平素无常规体检,否认高血压、糖尿病病史,否认肝炎、伤寒、结核等传染病病史,无重大手术及外伤史,否认输血史。

【诊断】西医诊断:肾绞痛;右肾结石伴积水。

　　　　　中医诊断:石淋。

问难:本案患者能否诊断为血淋?

释难:血淋者小便热涩刺痛,尿色深红或夹有血块,主由湿热下注膀胱,热甚灼络,破血妄行而致,治以清热通淋、凉血止血为要。本案虽亦有出血,但主因湿热蕴结下焦,尿液煎熬成石、膀胱气化失司所致,因"石"而痛,因"石"而血,故诊断为"石淋"更确切。

【辨证】肾虚湿热,肠腑燥实。

问难:本案为年轻女性,石淋初次发作,病程很短,为何也辨证为肾气亏虚?

释难:考虑石淋多是在本虚基础上加上湿热蕴结膀胱之标实证而成,故即使是发病之初,亦必定有肾气不足之本虚证存在,正如宋代《太平惠民和剂局方》指出"肾气不足,膀胱有热,水道不通,淋沥不宣,出少起数,脐腹急痛,蓄作有时,劳倦即发,或尿如豆汁,或便出砂石"。

【治法】补肾清利,行气通腑。

问难：本案的治疗原则与一般的石淋急性发作有何异同？

释难：疾病的发生发展是由多方面因素决定的，尤其是要结合患者体质差异，维护肾气是治疗本病的根本，同时要兼顾脏腑之间的整体关系，注意因人制宜。本案患者突出表现为邪滞脏腑、壅塞不通，故治疗时应给予通导脏腑之法。

石淋患者在绞痛急性发作时，湿热蕴结之象表现最为突出。结石的阻塞加之湿热瘀结，影响血脉运行，膀胱气化功能低下，都将导致气机升降失常，欲降不得降，欲升不得升，络道梗阻不通。然而不同体质，即使患相同疾病，用药必有差异，同为治疗石淋，亦不能只着眼于结石，而应兼顾各脏腑功能，因势利导，清热利湿、行气活血、通腑导滞，解决邪正相持的状况，恢复机体有效的气化功能，使结石由"静"变"动"，从而达到排石的效果。本案患者气滞明显，故方中破气导滞散结之力较重，急性发作时短期使用效果甚佳，为"急则治其标"的代表方，但久用则恐有伤正之弊，故应中病即止，后期更予平补肾气、理气健脾之法。

【处方】独活寄生汤加减。

【用药】
独活 15 g	桑寄生 30 g	续断 20 g	怀牛膝 30 g
冬葵子 30 g	石韦 50 g	金钱草 50 g	王不留行 20 g
皂角刺 30 g	青皮 15 g	车前子 60 g^{包煎}	泽泻 30 g
土鳖虫 15 g	益母草 15 g	六一散 20 g^{包煎}	莪术 15 g
路路通 30 g	制大黄 30 g	枳实 30 g	槟榔 30 g
红枣 10 g			

问难：本方的方义为何？

释难：方中用独活、桑寄生、续断、怀牛膝补益肝肾；冬葵子、金钱草、石韦、皂角刺清利通淋排石；青皮、路路通、枳实、槟榔行气导滞、破气散结；车前子、泽泻、六一散清热利湿；王不留行、莪术、土鳖虫、益母草活血化瘀。

问难：方中为何要加青皮？

释难：本案为青年女性患者，现腹胀明显，平素大便干结，数日一行。可知其胃肠气机升降不利，加之湿热内蕴，结石内阻，故不通则痛，不通而胀。此方中拟加重行气导滞、破气散结之功，遂用青皮配伍枳实、槟榔、制大黄等同用。

问难：使用本方有什么需要注意的吗？

泌尿系统结石

释难：方中青皮味苦、辛，性温，归肝、胆、胃经，功能疏肝理气、消积化滞。王不留行活血通经、利尿通淋，《本草纲目》："利小便""王不留行能走血分，乃阳明冲任之药……其性行而不住也"。槟榔、枳实、制大黄等通腑之品，均不宜久用，防伤正气，应中病即止。

【疗效】上方少量频服，每隔半小时服用 100 mL，2 h 后腹胀缓解，解大便3 次，腰痛也明显好转，3 天后尿中排出一颗砂石，尿色逐渐转清。1 周后，尿常规检查示尿隐血(＋＋)，尿红细胞 8/μL，复查 B 超示右肾结石，左肾结晶。

问难：为什么要采用少量频服的方法呢？

释难：患者急性起病，腹胀，腰痛，大便不通，肠腑燥结，气机不畅，此时若大量服药，恐胃气上逆而致呕吐，药难奏效。少量频服可使药缓缓吸收而生效，待气机畅而诸症可缓，病去半矣。

问难：急则治其标，为何方中还要用补肾之品？

释难：究其成因，患者必有本虚之内因，故补肾为治病之本，肾气充则邪易祛；而本方中大量使用了行气破气、活血散结之药，唯恐其有伤正之虞，加入补肾之品体现了维护肾气的思想；与此同时，补肾之药所占比重较小，大多数药物重在解决患者的"胀痛"这一急症，体现了"急则治其标"的原则。

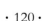

泌尿系统肿瘤

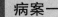**病案一**

某男,68 岁。

【主诉】左肾切除术后 8 月余。

【现病史】8 个多月前于单位体检发现左肾占位,其余体检指标正常。当时腹部 CT 示左肾占位,考虑为肾癌。腹部彩色 B 超检查示左肾上极可见约 5.1 cm×4.9 cm 大小低回声区。遂住院在全麻下行后腹腔镜根治左肾切除术,术后病理示左肾透明细胞癌。术后予苹果酸舒尼替尼靶向治疗,1 个疗程后予生物治疗。4 月前查血生化示谷丙转氨酶 61.3 U/L,谷草转氨酶 41.7 U/L,血尿素氮7.71 mmol/L,血肌酐 136.4 μmol/L,血尿酸 524.8 μmol/L,肾小球滤过率 31.5 mL/min。给予重组人白细胞介素 2 及重组人干扰素 α1b 等抗肿瘤免疫治疗。近日复查血生化示谷丙转氨酶 45.5 U/L,谷草转氨酶 39.4 U/L,血尿素氮 7.6 mmol/L,血肌酐 144 μmol/L,血尿酸 679 μmol/L,三酰甘油 2.07 mmol/L,低密度脂蛋白 3.36 mmol/L。

刻下:精神尚可,自觉乏力,夜尿 2～3 次,胃纳可,舌质淡红,苔黄,脉细弦。

【既往史】有咽炎史。

【诊断】西医诊断:左肾透明细胞癌术后;慢性肾衰竭。

中医诊断:肾劳。

问难:本病为何中医诊断为"肾劳"?

释难：中医对于泌尿系统肿瘤的认识，在历代医籍中并无统一的病名，根据其临床表现，可将其归属于中医学"尿血""腰痛""癌病""积聚""肾劳"等范畴。"尿血""腰痛"主要根据症状而命名，但本案患者并无尿血、腰痛的症状。"癌病"是多种恶性肿瘤的总称，其中包括肾癌、膀胱癌等。历代医籍文献中还有许多病证，虽无"癌"之名，却包含癌病的证候。隋代巢元方《诸病源候论》之"癥瘕""积聚"等病名均与现今某些恶性肿瘤类似。然本案患者已行肾脏肿瘤切除术，患者以乏力、夜尿增多为主要症状，是肾元虚损、肾气虚弱的表现。邹云翔教授在《中医肾病疗法》一书中提出："慢性肾脏病都是内伤，伤甚为虚，虚极为劳""最严重的要说是肾劳"。其所说的"肾劳"即指慢性肾脏病的严重状态，其病机为气血阴阳俱虚，五脏俱损，以肾为主，肾元由虚渐损，由衰而竭的进展过程。既往人们往往把这种病变归属于"水肿""虚劳"的病名之下，但是其临床表现可为倦怠乏力、厌食、恶心、腰痛等，有时并不表现为明显的水肿，且病位以肾为主，而难以用"水肿""虚劳"等名称概括。从病因病机特点上看，泌尿系统肿瘤由于疾病本身肾脏受损或手术切除而损伤肾脏原有功能，与肾劳的病理过程类似，故可参照肾劳的辨证。

【辨证】肾虚浊毒。

问难：肾虚是指肾阴虚，还是肾阳虚？

释难：肾虚是指肾中元气虚损。肾气即肾元，就是肾阳肾阴（包括肾精），包括了肾的功能。肾气盛可促进人的生长发育，肾气衰则致人衰老，肾气是人体生命活动的基础，是人体生长发育的根本。肾中元阴元阳来源于先天，又充盛于后天，肾主水，具有气化功能。肾的主水、气化的功能是以肾气（肾元）为物质基础的。肾为五脏六腑之根本，肾气充盛者，脏腑功能活动旺盛，即使六淫、疮毒、药毒之邪侵入，人体也不易发生肾脏疾病；反之，肾气不足，则脏腑功能虚弱，抵御肾病发生的能力受损。脾肾相关，肾气不足，气化功能失司，脾气虚弱，运化转输失职，水液代谢失常，潴留于内，内外合邪，湿浊毒邪久蕴，阻碍络脉气血运行，气机不畅，血行瘀滞，湿浊瘀毒日久成积，停聚体内，形成因虚致实，本虚标实的证候。肾气越虚，湿浊毒邪越盛，渐发为肾劳。因此，泌尿系统肿瘤的患者以肾中元气虚损为根本，导致人体泌尿系统肿瘤细胞增殖与分化旺盛而致病。

问难：何谓"浊毒"？

释难：浊毒亦称湿浊、湿毒，是不能排出体内的有毒物质，包括血肌酐、

邹燕勤肾病查房实录

血尿素氮、胍类化合物等代谢产物。浊毒是各种原因所致的肾功能损害的病理产物,又是导致多种临床症状并决定肾衰竭病情轻重、病位深浅及病程发展的重要病理因素,常与瘀血病理相互兼夹,交阻于肾络,贯穿于病程始终。肾气不足,浊毒久蕴,气机不畅,血行瘀滞,久渐成积。湿浊瘀毒之邪耗伤正气,加之手术直接损伤肾气,术后放化疗药物等更耗气伤阴。在以肾气不足为主的脏腑虚损基础上,形成湿浊瘀毒等病理产物,虚实兼夹,使病情错综复杂。

【治法】益肾健脾,泄浊解毒。

问难:如何"益肾"?

释难:因本病以肾中元气虚损为根本,治病必求于本,故治疗以补益肾元为根本治法,平补肾气,平调阴阳,以达到增一分元阳,长一分真阴的目的,使泌尿系统肿瘤术后肾衰竭患者体内阴阳相对平衡,从而改善症状,提高生活质量,稳定病情,这就是维护肾气,补益肾元。具体措施包括扶正不用峻补,而用平补之法,缓缓图治,选用甘平之剂,补而不滞,滋而不腻,温而不燥。选用阴中生阳、阳中育阴之品,而取补益肾元、平调阴阳之功。不妄投辛热、苦寒、阴凝之品,防化燥伤阴或寒凉遏阳,伤脾败胃,以免戕伤肾中元阴元阳。若需使用苦寒、辛凉之剂,剂量宜小,中病即止,并适当配伍温药以缓其性。若需使用温燥之品,应短期使用,配伍阴药以制其燥。处处注意补益肾元,顾护肾气,使肾中阴阳达到相对的平衡。同时,重视脾胃的调治,通过补气健脾而达补益肾元的目的。

问难:如何"泄浊解毒"?

释难:本病肾元虚损是发病之本,浊毒潴留是发病之标。浊毒常与瘀血病理相互兼夹,交阻于肾络,贯穿于病程始终,所以泄浊解毒、活血化瘀的法则需贯穿治疗始终。此属攻邪之法。攻法有运用量多、峻猛之品的猛攻,亦有运用量少、缓和之品的缓攻,采用缓攻缓泻之法,不伤正气。"治之当缓",无论病程长短,病情轻重,皆注意泄浊解毒。泄浊解毒法,在泌尿系统肿瘤术后肾衰竭的治疗中常采用利水泄浊法、化湿泄浊法、和络泄浊法、通腑泄浊法、祛风泄浊法等法,根据不同患者的病情,常多法综合运用。活血之法是在整体辨证的基础上运用的,如益气活血、温阳行瘀、滋阴活血、养血活血、清利活血、软坚活血、祛风活血、泄浊活血等,并根据瘀血程度的轻重不同而用活血和络、活血化瘀、逐瘀破血等。瘀血轻的用轻药,瘀血重的则用重药。同时,将解毒祛邪之法贯穿病程始终,各类证型的治疗中均有兼顾,于辨证各型中参入使用,从而抑瘤防癌,防止复发,延缓患者肾衰竭的进展。

【处方】独活寄生汤、参苓白术散合二半汤加减。

【用药】
续断 15 g	桑寄生 15 g	制狗脊 15 g	杜仲 20 g
怀牛膝 10 g	太子参 20 g	生黄芪 20 g	生薏苡仁 30 g
茯苓 30 g	积雪草 15 g	土茯苓 20 g	六月雪 20 g
制大黄 10 g	生牡蛎 40 g	丹参 20 g	赤芍 15 g
半枝莲 20 g	白花蛇舌草 30 g	车前子 30 g^{包煎}	炒芡实 20 g
谷芽 20 g	麦芽 20 g		

问难:如何组方用药?

释难:本案患者肾元虚损,脾气亦虚,浊毒内蕴,治以益肾健脾、泄浊解毒之法。补肾必健脾,健脾必补气,续断、桑寄生、制狗脊、杜仲、怀牛膝补益肾气;太子参、生黄芪、茯苓、生薏苡仁等补气健脾益肾;并以积雪草、土茯苓、六月雪解毒泄浊;丹参、赤芍等活血和络;白花蛇舌草、半枝莲等清热解毒;制大黄、生牡蛎通腑泄浊;炒芡实、谷芽、麦芽健脾助运,补中寓消;车前子渗湿通利,引药入肾。全方扶正祛邪,补泻兼施,标本兼顾。

【疗效】药后患者精神渐增,乏力等症状缓解。患者曾行扁桃体切除术,有咽炎性咳嗽史,病程中时有咳嗽、咳痰等症,治以清咽化痰,益肾解毒,咳嗽好转,仍宗益肾健脾、泄浊解毒法进治。复查血肌酐恢复正常,定期行胸部 CT 检查未见异常,查全身骨单光子发射计算机断层成像术(single-photon emission computed tomography,SPECT)检查示全身骨显像未见异常,尿常规、凝血功能、红细胞沉降率、肝肾功能检查未见异常,病情稳定,仍宗补肾健脾、泄浊解毒法巩固。术后至今,每年体检复查各项指标均正常,自觉无明显不适,食欲佳,夜寐安,夜尿1次,大便成形。患者心情开朗,曾恢复工作多时,现已退休。益肾健脾和络解毒法以巩固。

问难:泌尿系统肿瘤患者运用中医药治疗的意义是什么?

释难:泌尿系统肿瘤,一旦诊断明确,应尽量考虑手术治疗。在手术及放化疗的同时运用中医药治疗,可减缓各种副反应和并发症,提高生活质量,防止肿瘤的复发、转移,对于术后伴肾衰竭的患者可延缓肾衰竭的进展。术前服用中药,使患者增强体质,并为手术打下基础,提高手术成功率,减少

并发症。抗癌中药的治疗,在术前就应介入。中医药的辨证治疗适应证主要为手术后,放化疗或抗癌药物服用后出现体质虚弱及各种副反应的处理,并可增强体质,保护肾气,抑灭残留毒邪,防止肿瘤复发、转移,提高生存质量,延长生命。对错过手术时机、年老多病、难于手术及转移而带瘤生存(与癌共存)的患者,或术后不能忍受放化疗等抗癌治疗的患者,都可进行中医药辨证治疗,可延缓病情发展,改善生活质量。

病案二

某男,70 岁。

【主诉】膀胱癌术后 2 年。

【现病史】2007 年 5 月单位体检查出膀胱癌占位,6 月 5 日在南京大学医学院附属鼓楼医院行全膀胱切除术加回肠代膀胱术,10 月 19 日查血生化示尿素氮 11.0 mmol/L,血肌酐 172 μmol/L。B 超检查示双肾轻度积水,左肾囊肿,膀胱结石。2008 年 6 月 3 日查尿常规示尿隐血(+),尿白细胞(++),白细胞计数 48.7/μL。

刻下:1 周前感冒发热,现感冒已愈,无明显不适,纳寐尚可,夜尿 3 次,舌苔黄,舌中少苔,脉细弦。

【既往史】有吸烟史 50 余年。

【诊断】西医诊断:膀胱癌术后;慢性肾衰竭;双肾积水;膀胱结石。

中医诊断:肾劳。

【辨证】肾虚湿毒。

问难:本病的主要病因是什么?

释难:论其病因,大多由于过度劳累、遗传基因、环境污染、化学物质侵袭、饮食不慎、病毒感染、不良生活习惯、七情调摄失控失衡等内、外因导致发病。本案患者年老体衰,有吸烟的不良习惯,可以成为本病发生的重要因素。从中医发病学观点看,仍属正邪失衡所致。正气不足,人体免疫功能下降,则人体邪气旺盛,导致人体肿瘤细胞增殖与分化旺盛而致病。肿瘤患者体内有肿瘤细胞,但病情程度与肿瘤细胞是否突变、分化、增殖、自身抑灭的功能强弱有关,若正邪处于平衡状态或正强邪弱是不会发病的,如果自身正气不足,防御力弱,难以抑灭癌细胞突变分化、增殖功能,则易发病,因此,用

《黄帝内经》中"正气存内,邪不可干""邪之所凑,其气必虚"理论来理解也是恰当的。《景岳全书》云:"凡脾肾不足及虚弱失调之人多有积聚之病。"故论其病因,不外先天不足,加之劳倦内伤、饮食失节等,致肾气不足,脾肾之气虚损,湿毒之邪浸淫。

问难:本病如何辨证?

释难:患者年老体衰,术后肾气虚损,脾肾虚弱,气化转输无力,湿热毒邪乘机浸淫,久蕴化浊,络脉失和。肾气虚弱,膀胱气化不利,则夜尿增多;湿热浊毒之邪蕴结下焦,耗气伤阴,炼液成石,术后出现泌尿道结石;气血津液运行失畅,三焦气化不利,故有肾盂积液等情况;尿常规检查异常、血尿素氮、血肌酐升高,均为湿热浊毒内蕴之证。舌苔少,色黄,脉细,均为脾肾气阴不足、湿热浊毒之征象。患者病情复杂,本虚标实,脾肾亏虚为本,湿热浊毒为标。

【治法】益肾健脾,清利解毒,渗湿泄浊。

问难:本病的治疗原则是什么?

释难:治疗上总的原则是补虚固本,解毒祛邪,标本兼顾,意在保护肾功能,延缓病情进展,提高机体免疫力,防止肿瘤复发、转移,提高患者的生活质量,根据患者的标本虚实而分别治之。本病以标本兼顾为治则,治拟益肾健脾,渗湿清利,泄浊解毒。

【处方】自拟方。

【用药】
续断 15 g	桑寄生 10 g	枸杞子 20 g	金钱草 30 g
冬葵子 15 g	海金沙 15 g^{包煎}	太子参 20 g	生薏苡仁 30 g
茯苓皮 40 g	猪苓 30 g	车前子 30 g^{包煎}	泽兰 15 g
泽泻 15 g	白花蛇舌草 20 g	半枝莲 20 g	龙葵 15 g
积雪草 30 g	土茯苓 30 g	制大黄 10 g	生牡蛎 40 g
六一散 10 g^{包煎}			

问难:本方用药如何体现益肾清利解毒?

释难:本方中以续断、桑寄生、枸杞子为君药补益肾元,平补肾阴肾阳;下焦湿热较著,故以金钱草、冬葵子、海金沙清利下焦湿热,化石通利,太子参、生薏苡仁、茯苓皮、猪苓、车前子、泽兰、泽泻补气健脾、淡渗利水;以白花蛇舌草、半枝莲、龙葵等清热解毒,积雪草、土茯苓清利泄浊解毒;制大黄、生牡蛎通腑泄浊解毒,泄中有敛;六一散清热通湿。全方攻补兼施,整体调治。

【疗效】患者坚持以益肾健脾、清利解毒、渗湿泄浊法进治,效果甚佳。定期复诊,血肌酐逐渐恢复至正常范围,复查未发现肿瘤转移及复发情况。纳寐可,精神佳,定期复查肾功能及血、尿常规均正常。患者经常外出旅游,体力如常人,旅游归来复查,各项指标亦正常。

问难:如何运用精神疗法治疗泌尿系统肿瘤?

释难:精神情志对人体健康是非常重要的。正如《素问·上古天真论》所云:"恬淡虚无,真气从之,精神内守,病安从来。"古人在《黄帝内经》时期就强调了调摄精神情志对养生防病的重要性。一方面,情志失调是内伤致病的因素之一;另一方面,调摄情志,避免精气妄耗,才能保持正气旺盛,以抗御疾病。因此,在疾病的治疗中,精神疗法也是治疗的重要一环,医生应对患者加强心理疏导。《灵枢·师传》曰:"人之情,莫不恶死而乐生,告之以其败,语之以其善,导之以其所便,开之以其所苦,虽有无道之人,恶有不听者乎?"医生应注意患者的情志,适当地向患者指明疾病的危害性,以引起足够重视;告诫其与医生配合,积极治疗,病情可望向愈,可取得患者的信任,增强其战胜疾病的信心;了解患者内心的苦痛,解除其消极的心理,疏导其情绪;始终鼓励患者要有坚强的毅力与病魔斗争,以抗癌明星的事例安慰并鼓励患者;并鼓励患者培养爱好兴趣,怡养性情,增强肾气,祛邪安正。并且重视对患者家属的工作。诊病有家属陪时,应劝慰家属,让家属关心爱护患者,既要悉心照顾,也要多鼓励、体谅与陪伴,使其在愉悦的环境中治疗与生活。通过精神疗法提高机体免疫力,更有利于抗病治病。

病案三

某男,38岁。

【主诉】左肾切除术后4月。

【现病史】2010年5月体检发现左肾占位,6月在南京军区总医院(现东部战区总医院)行左肾切除术,术后病理检查示左肾嫌色细胞癌,予干扰素治疗。9月查尿常规、血常规均正常,血生化检查示血尿素4.5 mmol/L,血肌酐135 μmol/L,血尿酸572 μmol/L,血清白蛋白52.7 g/L;B超检查示脂肪肝,胆囊息肉,肝、脾、右肾未见异常。

刻下:精神可,稍感疲劳,食欲佳,二便调,苔薄黄,舌质淡红,脉细。

【既往史】否认高血压、糖尿病等病史。

【诊断】西医诊断：左肾嫌色细胞癌术后；慢性肾衰竭。

中医诊断：肾劳。

问难：泌尿系统肿瘤包括哪些类型？发病情况如何？

释难：泌尿系统肿瘤包括肾癌、肾输尿管癌、膀胱癌等。肾癌以上、下极部位多见。从病理上分类，肾癌中常见的病理类型有透明细胞癌、颗粒细胞癌，少见的有嫌色细胞癌等，临床都可遇见。在泌尿系统肿瘤中，肾癌的发病率仅次于膀胱癌，据统计，肾癌占成人恶性肿瘤的3％，占原发性肾脏恶性肿瘤的85％。近年来随着社会发展和人口老龄化的发展，环境污染的加重，泌尿系统肿瘤的发病率呈上升趋势。此类疾病的病因至今不明，可能与遗传、接触致癌物质、吸烟、病毒、内分泌激素、营养等因素相关。男性患者多于女性患者，发病年龄多在50岁以上，城市多于农村。泌尿系统恶性肿瘤具有较高的复发率，并且部分病例伴有浸润、转移。

【辨证】肾虚浊毒。

问难：本病肾虚浊毒的病理如何形成？

释难：先天不足，加之劳倦内伤，致损伤脾肾之气。肾气不足，气化功能失司，脾气虚弱，运化转输失职，水液代谢失常，潴留于内，久郁成浊。湿浊毒邪蕴久，络脉气血运行不畅，血行瘀滞，湿浊瘀毒久渐成积。湿浊瘀毒之邪耗伤正气，加之手术直接损伤肾气。肾气越虚，湿浊瘀毒越盛，虚实兼夹，使病情错综复杂。本病病理性质属本虚标实，病位主要在肾，涉及于脾，以脾肾气虚为本，在此基础上形成水湿、浊毒、瘀血等病理产物，故以湿浊瘀毒为标。

【治法】健脾益肾，泄浊解毒。

问难：肾虚者，如何健脾益肾？

释难：五脏之中，肾与脾关系最为密切。《景岳全书·论脾胃》曰："人之始生，本乎精血之源；人之既生，由乎水谷之养……水谷之海，本赖先天为之主，而精血之海又必赖后天为之资。"泌尿系统肿瘤的患者往往脾肾皆不足，在补益肾元的同时重视脾胃的调理，并且通过补气健脾而达补益肾元的目的，即"补肾必健脾，健脾必补气"之意。

【处方】补中益气汤加减。

【用药】炒党参 30 g　　生黄芪 30 g　　薏苡仁 30 g　　茯苓 30 g

邹燕勤肾病查房实录

山药 20 g	焦谷芽 20 g	焦麦芽 20 g	制狗脊 20 g
续断 15 g	桑寄生 15 g	杜仲 20 g	怀牛膝 10 g
玉米须 30 g	草薢 20 g	土茯苓 20 g	积雪草 20 g
六月雪 20 g	白花蛇舌草 30 g	半枝莲 30 g	龙葵 20 g
山慈菇 5 g	制何首乌 20 g	菟丝子 10 g	干荷叶 10 g
红枣 10 g	生甘草 5 g	制大黄 10 g	生牡蛎 40 g(先煎)

问难：本方中为何以生黄芪为主药（君药之一）健脾益肾？

释难：黄芪味甘、性微温，归脾、肺经，具有补气健脾、利水消肿之功。《本草求真》称其"为补气诸药之最"，《珍珠囊》曰："黄耆甘温纯阳……补诸虚不足。"黄芪炙者，补中益气之力较强；生者，取其补气利水之功。因肾病多见水肿，故治疗肾病气虚者，多用生黄芪补气健脾而达行水消肿的目的，使补而不滞。健脾可强后天而养先天，通过补气健脾以补益肾气，而达脾肾双补之效，故生黄芪实为健脾益肾之要药。现代实验研究表明，黄芪在治疗肾病方面有明显的利尿作用，能减少尿蛋白，降低血清总胆固醇和血肌酐，改善肾功能，减少系膜区免疫复合物的沉积，抑制其系膜细胞的增生和基质的增多。对黄芪活性成分的药理研究表明，黄芪多糖、黄芪皂苷、黄芪黄酮等多种有效化学成分对人体免疫系统均能起调控作用，其中黄芪多糖可在多方面刺激免疫系统，并可以直接抑制癌细胞的增殖。泌尿系统肿瘤以正气不足、人体免疫功能下降的病理为基础，而黄芪具有调节免疫、抑制癌细胞的作用，故处方中以生黄芪为主药，补气健脾益肾，使患者正气充盛，以助祛邪，增强免疫力，恢复正常的工作生活。除黄芪以外，还有许多扶正的中药具有免疫调节作用，如补气的太子参，益肾的菟丝子、女贞子等。

【疗效】经治疗，疲劳感消失，肾功能、血肌酐恢复至正常。坚持中医辨证治疗至今，患者平时正常工作，定期复查肾功能均正常。

问难：为何重视泌尿系统肿瘤患者的饮食调理？

释难：泌尿系统肿瘤患者在药物治疗、精神疗法的同时，犹需重视饮食的调摄。通过饮食可以判断人体脾胃功能的好坏，饮食也直接影响脾胃功能。脾为气血生化之源，胃乃仓廪之官，脾胃共为人体后天之本，而肾乃先天之本，先后天之间相互滋养。通过饮食的调理，使脾气健运，气血旺盛，使肾气得以充养，机体免疫力增强，祛邪抗病的能力就能提高。因此，在辨证时注重患者饮食的情况，遣方用药治疗中尤其重视脾胃的调理。

病案四

某男,75岁。

【主诉】右肾切除术后2年半。

【现病史】2年半前体检发现右肾占位,遂行右肾切除术,病理检查示右肾透明细胞癌,术后予白细胞介素2(IL-2)及干扰素治疗1年。1年前在美国时行CT检查发现两肺结节,行肺穿刺活检,病理检查示透明细胞癌转移,建议临床观察1年,未予特殊治疗。3月前复查胸部CT示肺结节较前略增大。为寻求中医治疗前来就诊。

刻下:乏力,易疲劳,畏寒、腰部尤甚,下肢沉重,无胸闷咳嗽,夜尿1~2次,纳可,夜寐欠安,大便日行1次,成形,脉细略弦,苔根黄腻,无口干。

【既往史】有高血压10余年,服药后降为正常。否认糖尿病史。

【诊断】西医诊断:右肾透明细胞癌术后伴肺转移;高血压2级。

中医诊断:肾积。

问难:何为"肾积"?

释难:积聚是指腹内积块,或胀或痛的病证。聚属无形,而积有形。《灵枢·五变》云:"皮肤薄而不泽,肉不坚而淖泽。如此,则肠胃恶,恶则邪气留止,积聚乃作。肠胃之间,寒温不次,邪气稍至,蓄积留止,大聚乃起。"论述了积聚的形成和治疗原则。《难经·五十五难》将积与聚在病理及临床症状上做了明确区别:"积者五脏所生,聚者六腑所成。"《金匮要略·五脏风寒积聚病脉证并治》进一步说明:"积者,脏病也,终不移;聚者,腑病也,发作有时。"本病患者肾气不足,正气虚弱,湿热瘀毒久渐成积,积者病位以肾为主,即为"肾积"。

【辨证】肺脾肾气虚,湿毒内阻。

问难:本病从四诊资料来看,寒热错杂,如何辨证?

释难:本病病位主要在肾、脾,涉及心、肺,病理性质属本虚标实。辨证以肺脾肾气虚为主,兼湿毒内阻。湿毒久稽,积渐成积,暗耗营阴,肺失所养,可致气阴两虚,故右肾占位,两肺结节;气虚周身失养,则乏力,易疲劳;肾气不足,固摄无力,则夜尿稍多;肾气虚弱,日久及阳,温煦不足,故畏寒,以腰部尤甚;患者思虑重重,心脾气血不足,心神失养,则夜寐难安;湿毒内聚,湿性下行,故下肢沉重;湿毒郁积化热,可见舌苔根部黄腻。因此,在肺脾肾气虚的基础上,阴损阳衰,湿毒郁积,又化热阻络,形成虚实寒热错杂的病理,使得病情错综复杂。

【治法】益肾养肺,补气健脾为主,兼以化湿解毒。

问难:本病的治疗如何体现益肾为主的整体调治?

释难:泌尿系统肿瘤患者正气不足,以肾中元气虚损为根本,导致人体泌尿系统肿瘤细胞增殖与分化旺盛而致病。故治疗以补益肾元为根本治法,平补肾气,平调阴阳。肾阴肾阳为人体阴阳之根本,肾元虚损,则五脏阴阳亦不足,治疗本病尤重以补肾为本的整体调治。补肾必健脾,健脾必补气,补益肾元的同时重视脾胃的调理,通过补气健脾而达补益肾元的目的。对本案有肺转移的肾肿瘤患者,在补肾的同时注意养肺,补气养阴,扶正解毒。肿瘤患者常思虑重重,阴血暗耗,心神失养,肝气不舒,则治以养心安神、疏肝解郁、清心除烦之法。人体是以五脏为中心的整体,故治疗泌尿系统肿瘤,以补益肾元为根本,并注重脾、肺、心、肝的整体调治。

【处方】独活寄生汤、参芪地黄汤合四妙丸加减。

【用药】续断 15 g	桑寄生 15 g	制狗脊 10 g	山茱萸 10 g
枸杞子 20 g	南沙参 15 g	百合 15 g	太子参 30 g
生黄芪 30 g	制苍术 10 g	生薏苡仁 30 g	茯苓 30 g
茯神 30 g	合欢皮 30 g	首乌藤 30 g	酸枣仁 15 g
谷芽 20 g	麦芽 20 g	半枝莲 20 g	白花蛇舌草 20 g
龙葵 15 g	红枣 15 g	炙甘草 5 g	

问难:本方以何方为主方?

释难:本方以独活寄生汤、参芪地黄汤合四妙丸为主方。独活寄生汤以桑寄生为主药,该药味苦、甘,性平,归肝、肾经,《本草求真》云:"桑寄生号为补肾补血要剂。"《本经逢原》曰:"寄生得桑之余气而生,性专祛风逐湿,通调血脉。"常用桑寄生与续断组成补肾之药对,补益肾气,更喜配以杜仲、怀牛膝以补益肾气,强腰壮骨,活血和络。参芪地黄汤补气健脾、滋肾养肺,对于有肺转移的泌尿系统肿瘤患者,亦取沙参麦冬汤、百合固金汤之意,常伍以南沙参、百合、麦冬等滋养肺肾。湿毒蕴结下焦,四妙丸加减,遣制苍术、生薏苡仁以清利下焦湿热,并以白花蛇舌草、龙葵、半枝莲等清热解毒。佐以茯神、酸枣仁、首乌藤、合欢皮等养心解郁安神;以谷芽、麦芽健脾助运消食;红枣、炙甘草为佐使,和中解毒,调和诸药。

【疗效】药后畏寒好转,腰部无不适感,仍夜寐不实、易醒,治宗前意,着重养心安神,后自觉症状好转,夜寐改善,继从原法进治。治疗2年余,患者肾功能正常,血压平稳,肺部转移灶有所缩小,病情稳定。

问难:在药物治疗的同时,还需嘱患者注意哪些方面?

释难:此类患者在药物治疗的同时,重视精神疗法,鼓励患者调摄情志,怡养性情,规律饮食、起居,树立信心,增强肾气,更有利于抗病治病。本案患者经中医药调治后,肾脏肿瘤无复发、转移,肾功能恢复正常,且维持稳定,生活工作如常,与药物以外的饮食、起居、情志调摄也是息息相关的。

病案五

某男,65岁。

【主诉】乏力、水肿间作3年余。

【现病史】近3年余时感乏力,双下肢轻度浮肿。3年前体检发现肾功能异常,左肾下极占位,肾动态肾小球滤过率示双肾血流灌注下降,左肾功能轻度受损,肾小球滤过率30.8 mL/min,右肾功能明显受损,肾小球滤过率25.2 mL/min。2年前因病情加重,行左肾占位摘除手术,术后病理检查示透明细胞癌。2月前复查肾功能示血肌酐286 μmol/L。双肾B超检查示左肾摘除,右肾多发囊肿,同时右肾错构瘤可能。

刻下:周身乏力,下肢浮肿,按之凹陷,尿量正常,小便泡沫增多,纳食少,夜寐安,大便每日2~3次,不成形。苔薄黄,边多齿痕,脉细略弦。

【既往史】否认高血压、糖尿病等病史。

【诊断】西医诊断:慢性肾衰竭;左肾癌术后。

中医诊断:肾劳。

【辨证】脾肾气虚,浊毒内聚。

【治法】补气益肾健脾,渗湿泄浊解毒。

问难:如何运用解毒祛邪之法?

释难:本病乃本虚标实的证候,水湿、浊瘀等蕴积成毒,久渐成积,故解毒祛邪之法应贯穿病程始终,各类证型的治疗中均有兼顾,或清利解毒,或渗湿解毒,或泄浊解毒,或和络解毒,或化瘀解毒。与其他方法配合运用,使

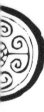

邪祛而不伤正，攻补兼施，共取稳定肾功能、提高免疫力、防止肿瘤复发转移的作用。

【处方】自拟方。

【用药】续断 15 g　　　桑寄生 15 g　　　杜仲 20 g　　　怀牛膝 15 g

　　　　太子参 20 g　　　生黄芪 30 g　　　薏苡仁 30 g　　　茯苓皮 30 g

　　　　积雪草 20 g　　　土茯苓 20 g　　　六月雪 20 g　　　制大黄 10 g

　　　　生牡蛎 40 g先煎　　白花蛇舌草 20 g　半边莲 20 g　　　龙葵 15 g

　　　　车前子 30 g包煎　　山慈菇 5 g　　　　泽兰 15 g　　　　泽泻 15 g

问难：治疗泌尿系统肿瘤的组方用药特点是什么？

释难：治疗本病时注意标本兼顾，整体调治。扶正之时，根据气血阴阳的虚损而各有补气、滋阴、温阳、养血之侧重，但补气而不壅滞，温阳而不燥烈，滋阴养血而不滞腻。遣方用药着重补益肾元，喜用续断、桑寄生、杜仲、怀牛膝、菟丝子、枸杞子、女贞子、山茱萸等，并用生黄芪、太子参、生薏苡仁、茯苓之属，用药平和，平调阴阳，健脾补肾。同时，解毒祛邪之法贯穿病程始终，常用药如白花蛇舌草、蛇莓、半枝莲、半边莲、龙葵、山慈菇、石打穿、蜀羊泉等清热解毒之品。此类药物具有抗肿瘤、抗炎、促进免疫的药理作用，虽药性偏于苦寒，但与扶正药物合用，配伍遣药得当，可使邪祛而正气不伤，消补兼施，共取稳定肾功能、提高免疫力、防止肿瘤复发转移的作用。

问难：处方中如何运用解毒药物？

释难：根据病情及药物归经，常遣"二半汤""二蛇汤"，药如白花蛇舌草、蛇莓、半枝莲、半边莲、龙葵、山慈菇等清热解毒、散瘀消积之品；涉及肺者，可加蜀羊泉；涉及脾胃者，可加石打穿等。此类药物每每于辨证各型中参入使用。二蛇汤即白花蛇舌草、蛇莓二味。白花蛇舌草，茜草科植物，味甘、淡，性凉，具有清热解毒、利湿通淋、活血消痈等功效。药理研究表明，其活性成分具有抗肿瘤、抗菌、消炎等作用，临床较多用于肠道疾病、泌尿系统疾病、肿瘤、疮肿蛇咬等。蛇莓味甘、苦，性寒，具有清热解毒、消肿散瘀、收敛止血、凉血的功效，研究发现其具有显著的抗氧化、抗肿瘤的药理活性。肾脏肿瘤患者，病久入络，血络毒瘀，二药均能清热解毒、活血散瘀，可解血分热毒，因此，两者常合用。此外，还用于治疗同样具有瘀毒病理的狼疮性肾炎等病。除白花蛇舌草、蛇莓外，半枝莲、半边莲、龙葵、山慈菇等清热解毒药物也较常用。二半汤即以半边莲、半枝莲为主。半边莲味甘，性平，归心、肺、小肠经,功能清热解毒、利水消肿,具有抗肿瘤的作用。半枝莲味辛、苦,性寒,归肺、肝、肾经,功能清热解毒、止血消肿,药理研究表明半枝莲提取物具有抗肿瘤活性。白花蛇舌草味苦、甘,性寒,功能清热解毒、活血消肿,药理研究表明其具有调节免疫、抗肿瘤作用。山慈菇味甘、微辛,性寒,能消肿散结、清热解毒,一般每剂用 5～6 g。

【疗效】药后双下肢水肿减退,精神好,纳食可,夜寐安,锻炼身体无乏力不适感。继以益肾健脾、泄浊解毒法进治,定期复查肾功能,血肌酐逐渐下降至 117.3 μmol/L。

问难:请教邹燕勤教授,您在治疗泌尿系统肿瘤方面还有哪些体会?

释难:经多年来的辨治研究,中医中药治疗泌尿系统肿瘤确实有效。最早治疗的患者已达 30 年未复发、转移,且术后不久即承担着较繁重的工作,继而工作至今。有的肾透明细胞癌Ⅲ期患者,术后即接受中医药治疗,至今已 10 年有余,身体健康,负担着四代同堂之家的日常生活,上有 90 多岁的母亲,下有幼小的孙子,管理全家衣食住行、治疗保健,四季服用膏方,每年体检复查均正常。

慢性肾衰竭

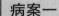

病案一

某男,66岁。

【主诉】腰酸反复发作38年。

【现病史】腰酸反复发作38年,并有蛋白尿、血尿,曾诊断为慢性肾小球肾炎,长期间断接受中药治疗。现查尿常规示尿蛋白(＋),24 h尿蛋白定量1.2 g。1991年发现轻度肾损害,并时有跖趾关节疼痛。1998年10月血肌酐曾达341 μmol/L,经住院治疗好转,1998年12月查血肌酐199 μmol/L。

刻下:近2日左跖趾关节轻度疼痛,无红肿,肢体不肿,仍感腰酸,精神尚可,大便每日2次,舌淡红,苔薄白,脉细缓。

【既往史】否认高血压、糖尿病等病史。

【诊断】西医诊断:慢性肾衰竭;慢性肾小球肾炎;继发性痛风。

中医诊断:肾劳。

问难:为何慢性肾衰竭中医诊断为肾劳?

释难:水肿、腰痛、关格、溺毒等病名均可用作为慢性肾衰竭的中医诊断,但是并不能全面概括本病的临床症状,在多种症状兼具时,容易导致辨证混乱,抓不到要点,分不清主次。肾劳的概念最早出现于王冰关于《黄帝内经》的注文中,《素问·评热病论》有劳风一证,王冰注云:"劳,谓肾劳也。肾脉者,从肾上贯肝膈,入肺中,故肾劳风生,上居肺下也。"指出劳风的病源在肾虚。隋代巢元方《诸病源候论》中提出五劳六极七伤的概念,认为"肾劳者,背难以俯仰,小便不利,色赤黄而有余沥……"清代费伯雄说:"肾劳者,真阴久亏,或房室太过,水竭于下,火炎于上。"在五脏之中,以肾的阴阳虚损尤甚,从邹云翔教授开始,一直将慢性肾衰竭归为"肾劳",邹燕勤教授"注重肾气",强调"保肾元"的学术思想体系与其相一致。

问难:肾劳有何特点?

释难:慢性肾衰竭乃因肾疾日久,肾的气化功能受损,肾阴肾阳俱衰,致当升不升,当降不降,当藏不藏,当泄不泄。它是以肾元虚衰、湿浊毒邪内蕴为主要病机的症候群。《临证指南医案·虚劳》中论到:"久虚不复谓之损,损极不复谓之劳,此虚、劳、损三者相继而成也"。在《中医肾病疗法》一书中邹云翔教授就提出:"慢性肾脏病都是内伤,伤甚为虚,虚极为劳""最严重的要说是肾劳"。这里的"肾劳"即指慢性肾衰竭的严重状态,其病机为气血阴阳俱虚,五脏俱损,以肾为主,肾元由虚渐损,由衰而竭的进展过程。这种病变既往人们往往归属于"水肿""虚劳"的病名之下,但是其特殊的临床表现,如倦怠乏力、厌食、恶心、腰痛,以及有时不表现为明显的水肿却难以用"水肿""虚劳"名称概括,故将慢性肾衰竭命名为肾劳。

【辨证】气虚湿浊。

【治法】健脾化湿,泄浊和络。

问难:为何辨证本患者为气虚湿浊?

释难:肾为先天之本,肾主藏精,主骨生髓。肾精是人体生命活动的物质基础,包括人体多种生命必需物质(包括蛋白质),并参与血液的生成。尿中蛋白质及红细胞丢失乃为精微物质之丢失,除部分属湿热困扰所致外,大多责之于肾气不足,固摄藏精功能失职所致,患者患慢性肾小球肾炎多年,肾功能受损,肾气虚衰,无法固摄精微,故见蛋白尿或血尿。脾肾亏虚,水湿运化失司,致使湿浊内生,久蓄成浊毒,现代医学尿毒症毒素即属浊毒之范畴,患者血肌酐升高,此为浊毒内蕴之象。

问难:肾劳患者湿浊证临床主要症状有哪些?

释难:肾劳病变之本虽为肾元虚损,但湿浊既是因虚致实的病理产物,同时又是加重本病病情的病理因素。湿浊证主要表现为恶心呕吐,胸闷纳呆,或口黏,口有尿味,舌苔白腻或厚腻。此外,湿浊不泄,泛溢肌表,可见皮肤瘙痒;流注经络,络脉失和,则见肢节疼痛,尤常见于跖趾关节,如湿蕴化

热,湿浊瘀热阻滞则见肢体红、肿、热、痛,甚则体温升高。

【处方】参苓白术散加减。

【用药】太子参 30 g　　炒白术 10 g　　连皮茯苓 20 g　　生薏苡仁 10 g

　　　　车前子 30 g^{包煎}　泽泻 20 g　　　泽兰 20 g　　　玉米须 30 g

　　　　丝瓜络 30 g　　昆布 30 g　　　牡蛎 30 g　　　六月雪 30 g

　　　　制大黄 6 g　　　鸡血藤 15 g　　桑枝 10 g　　　怀牛膝 20 g

问难:既然肾虚是肾劳发病之本,为何本方未见大剂量补肾,而是偏以补脾?

释难:患者虽辨证属脾肾气虚,但疾病初起时需偏重健脾,主要考虑以下几点,① 益气滋肾之品多滋腻碍胃,脾胃气虚则虚不受补,徒增其害,反有助邪之弊。② 脾主运化水湿,脾气健运可绝生湿之源,脾胃健运则水湿可除,湿浊之邪是本病发展的重要病理因素,如此可延缓病程进展。③ 健脾亦是补肾,《中藏经》指出:"胃者,人之根本也,胃气壮则五脏六腑皆壮。"《医门棒喝》曰:"脾胃之能生化者,实由肾中元阳之鼓舞,而元阳以固密为贵,其所以能固密者,又赖脾胃生化阴精以涵育耳。"脾、肾分别为人体先、后天之本,两者相辅相成,脾胃健运则其生化之精微可以充养肾。④ 健运脾胃可有助于固摄精微,且药物发挥作用有赖于脾胃之敷布转输。

问难:泄浊是否就是通腑?

释难:治疗慢性肾衰竭时使用的泄浊法有多种,不仅限于通腑攻逐,且峻猛之剂易伤正气。使用通腑泄浊口服方药尽量用制大黄,少用生大黄,调整其用量至每日大便 2~3 次为宜。制大黄虽泻下力缓,但同样可达促进肠道毒素排出的作用。对脾胃虚弱、大便稀溏次频者,则不宜使用该法。除通腑泄浊法外,尚有化湿泄浊、降逆泄浊、利水泄浊、活血泄浊、疏风泄浊等方法。化湿泄浊法主要应用制苍术、白术、茯苓、薏苡仁、陈皮、半夏以健脾化湿,清除浊毒;降逆泄浊法主要针对湿浊内蕴,胃失和降,浊阴上逆而设,常用紫苏叶、藿香、佩兰、陈皮、姜半夏、姜竹茹等和胃降逆泄浊;利水泄浊法常以淡渗之品如茯苓皮、泽泻、猪苓、车前子、玉米须等化湿利水或以海藻、昆布活血利水泄浊增加尿量,以利浊毒排出;活血泄浊主要用于湿浊阻滞经络,如本案患者的痛风所致的足趾关节疼痛,常用玉米须、丝瓜络、金钱草、鸡血藤、怀牛膝、炙桑枝、赤芍等活血泄浊,排毒通络;对湿浊泛溢肌肤的皮肤瘙痒可用疏风泄浊之法,常用六月雪、土茯苓、地肤子、白鲜皮等,而上述各法常可配合应用。

问难：本案患者证属气虚湿浊，又为何要加以和络？

释难：本案患者即为脾肾气虚，湿浊内蕴，络脉失和。患者久病，久病入络，瘀血内结，肾气不足是本病发生的主要病因，气为血之帅，《读医随笔》亦云："气虚不足以推血，则血必有瘀。"而这与现代医学中慢性肾衰竭患者可见肾小球硬化、间质纤维化等病理表现相吻合，血液黏稠度的升高，血中肌酐、尿素、血脂、尿酸等代谢产物的蓄积，亦为肾劳血瘀证提供了客观指标。故在治疗中根据血瘀证之轻重分别予活血和络、活血化瘀和破血逐瘀之品，患者血瘀之证尚轻，故酌情加以鸡血藤、怀牛膝、桑枝以活血和络。

【疗效】服药后诸症逐渐好转，至次年 2 月，病情稳定，遂转从健脾补肾扶正，兼以化湿泄浊巩固之。复查血肌酐 130.7 μmol/L，基本恢复正常。直至2000 年 4 月，仍属正常。

病案二

某男，42 岁。

【主诉】腰酸乏力 2 年余。

【现病史】2010 年因腰酸乏力检查发现肾功能减退，查血肌酐示 303 μmol/L；尿常规检查示尿蛋白（＋＋）；B 超检查示独肾。近日复查血尿素氮 12.12 mmol/L，血肌酐 314 μmol/L，血钾 4.2 mmol/L。

刻下：腰酸乏力，头晕头痛时作，鼻塞，晚间明显，口干，咽红充血，纳食可，夜寐安，夜尿 2 次，大便偏稀，日行 2～3 次，时有腹痛，脐周明显，血压 138/80 mmHg，舌红，苔黄，脉弦。

【既往史】有胆囊息肉病史、鼻炎病史；高血压病史 20 余年。服用硝苯地平、美托洛尔、氯沙坦钾。

【诊断】西医诊断：慢性肾衰竭。

中医诊断：肾劳。

【辨证】肾虚肝旺，湿热浊瘀潴留。

问难：从肝、肾两脏辨证的原因是什么？

释难：肝肾同居下焦，精血互生，阴阳互滋互制。肝木需赖肾水之濡养，肾精充足，则肝得以滋养。肾精不足，肝水失濡，或致肝肾阴虚，或致阳亢风动。若肝肾阴虚，阴不制阳，水不涵木又易致肝阳上亢。慢性肾衰竭患者90%以上合并高血压，高血压控制不佳同样可引起肾功能损伤，疾病恶化。本案患者先天独肾，高血压病史20余年，肝肾不足日久，肾水亏虚，水不涵木，阴虚不能制阳，肝阳上亢，风阳上扰，且患者症见头晕头痛，面红目赤，咽干痛，腰酸膝软，脉弦，苔黄，一派肾虚阳亢之证，故辨证属肾虚肝旺。

【治法】益肾平肝，清咽泄浊。

【处方】参芪地黄汤合天麻钩藤饮加减。

【用药】

续断 10 g	桑寄生 10 g	钩藤 20 g^后下	天麻 15 g
夏枯草 15 g	沙苑子 10 g	蒺藜 10 g	玄参 10 g
麦冬 15 g	射干 10 g	辛夷花 10 g	白芷 10 g
南沙参 15 g	北沙参 15 g	积雪草 20 g	土茯苓 20 g
太子参 15 g	生黄芪 15 g	炒芡实 20 g	炒山药 20 g
制大黄 10 g	生牡蛎 40 g	昆布 15 g	生甘草 5 g
萹蓄 20 g			

问难：本方之方义为何？

释难：续断、桑寄生补益肝肾以固其本，钩藤、天麻、夏枯草、沙苑子、蒺藜平肝潜阳，玄参、麦冬、射干养阴清热利咽，辛夷花、白芷疏风通窍，南沙参、北沙参养肺益阴，积雪草、土茯苓、萹蓄清利湿热，《景岳全书·命门余义》指出脾阳根于肾阳："花萼之荣在根柢，灶釜之用在柴薪。"且脾胃主运化水湿，《素问·经脉别论》有云："饮入于胃，游溢精气，上输于脾。脾气散精，上归于肺，通调水道，下输膀胱，水精四布，五经并行。"故投以太子参、生黄芪、炒芡实、炒山药健运脾胃，以后天补养先天，同时，绝其生湿之源。制大黄通腑泄浊，清除内蕴之浊毒；生牡蛎收敛以制大黄之泻下之力，且可重镇潜阳；昆布软坚散结，兼以利水，盖久病入络，适时予以和络之品，现代药理研究显示昆布具有降压，短暂抑制甲状腺功能亢进，降低基础代谢率等药理作用，有助于患者控制并发症；甘草调和诸药。诸药合用，共奏益肾平肝，清咽泄浊之效。

问难：咽红充血对患者的病情进展有何影响？为何要强调清利咽喉？

释难：本案注重祛除外感诱因。患者头晕，头痛，鼻塞，口干咽红，此乃风邪热毒蕴结咽喉，不可忽视，故以益肾平肝、扶正化湿之法，佐以利咽祛邪兼治其标。感受外邪，肺卫失和是导致慢性肾衰竭病情进展的主要因素之一，肾病患者脾肾亏虚，素体卫外失固，而肺卫受邪，失于通调水道，则促使脾肾之气更为虚损，蒸腾气化及转输敷布失职，水邪湿浊更为肆虐，使邪越实而正益衰。由于肾与咽喉关系密切，《灵枢·经脉》曰："肾足少阴之脉……其直者，从肾上贯肝膈，入肺中，循喉咙，挟舌本；其支者，从肺出络心，注胸中。"并指出"是主肾所生病者，口热舌干，咽肿上气，嗌干及痛"，《诸病源候论》亦提及"风邪入于少阴则尿血"。当风热之邪侵袭口鼻，咽喉必先受之，外感风热之邪或久蕴之湿热之邪，循足少阴支脉侵袭至肾，发为肾病。感受外邪，肺卫失和，患者常可见到咽喉红肿疼痛，咽痒而干，扁桃体肿大或伴发热、咳嗽。遵循急则治其标，缓则治其本的治疗原则，需注意祛除外邪，以防止邪实进一步内陷入肾。治疗上常以玄麦甘桔汤或银翘散加减以清热利咽，常用药如玄参、桔梗、牛蒡子、蝉蜕、制僵蚕等。若为慢性咽炎，咽喉久痛隐隐，则用金银花、南沙参、生甘草、胖大海泡茶频频饮用，咽喉局部可喷以西瓜霜或锡类散。

【疗效】先以平肝降逆、滋阴潜阳之法进治，配以健脾和络泄浊，即获明显疗效，阳亢之证平抑，血压渐能控制，复查血肌酐亦下降明显。"肝为五脏贼"，肝贼既伏，邪去则正安，转为健脾补肾法进治，佐以和络泄浊，以期稳定肾功能，延缓肾衰竭的进展。

■ 病案三

某男，34 岁。

【主诉】腰酸乏力 2 月余。

【现病史】有痛风反复发作病史 10 余年。2013 年 5 月饮酒后出现腰酸乏力、呕吐，检查发现肾功能减退，至南京军区总院就诊，尿常规检查示尿蛋白（＋＋＋）。血压 180/130 mmHg。服用新保肾片等药物及降压治疗，B 超检查示右肾缩小。近期复查肾功能示血尿素氮 16.1 mmol/L，血肌酐 403 μmol/L，时有腰酸乏力，纳可，无恶心呕吐，无头晕视物模糊，夜尿 1 次，大便日行 2 次，不成形，治疗后血肌酐仍持续升高，7 月 5 日查血尿素氮 13.8 mmol/L，血肌酐 352 μmol/L；7 月 28 日查血尿素氮 16.1 mmol/L，血肌酐 402 μmol/L，血尿酸 780 μmol/L。

刻下：左足踝部及跖趾关节疼痛，血压控制不良，血压 161/104 mmHg。舌质红，苔薄黄，脉细弦数弱。

【既往史】有高血压病史 5 年。

【诊断】西医诊断：慢性肾衰竭；尿酸性肾病；痛风；高血压。

　　　　中医诊断：肾劳。

【辨证】脾肾气阴两虚，浊瘀内蕴。

问难：痛风对慢性肾衰竭有什么影响？病因病机为何？

释难：痛风隶属中医学"白虎历节""痹证""历节风"等范畴。《格致余论》中指出："痛风者,四肢百节走痛……白虎历节风症是也。"《景岳全书·风痹》中认为："风痹一证,即今人所谓痛风也。"患者饮酒后出现乏力、呕吐后就诊,发现肾功能减退,结合患者既往痛风病史及血尿酸水平,可知患者肾功能损伤与患者的高尿酸血症有关,应为尿酸性肾病。现代研究表明饮酒与痛风的发生密切相关,而酒为高粱厚味湿热之品,《张氏医通》云："酒客辈,皆素多湿热。"患者饮酒后引动内伏之邪,病症诱而发之,伤及肾脏,耗伤气阴,湿热之邪久蕴化为浊毒,进一步戕伐肾气,最终导致肾衰竭的发生。

【治法】益肾健脾,补气养阴,和络泄浊。

问难：慢性肾衰竭患者当如何从其临床症状中寻求辨治要点？

释难：慢性肾衰竭乃是多种慢性肾脏疾病导致,患者起病时即发现肾功能减退,一侧肾脏萎缩,大量蛋白尿,伴高血压,未能行肾穿刺活检,肾脏病变性质已不可考。自发现 2 个月以来,肾功能减退迅速。此患者慢性肾衰竭的同时伴有严重的高尿酸血症,痛风性关节炎频发,且每于发作后肾功能减退,尿素氮、肌酐升高明显。慢性肾衰竭患者尿酸排泄减少,或患者自身尿酸代谢障碍,产生过多尿酸,堆积于体内,形成高尿酸血症,尿酸盐沉积于关节囊即表现为痛风性关节炎,沉积于肾小管间质即表现为尿酸性肾病。患者每发作一次关节炎,肾功能减退即加剧 1 次。紧扣此临床特点,分析其病机当属先天禀赋不足,后天饮食失调,起居失于调摄,而致脾肾两虚,湿浊、水湿(热)、痰浊、瘀血内生而阻滞经脉,渐至肾阴阳俱虚,寒热错杂,湿浊热痰瘀,久蕴成毒。

【处方】自拟方。

【用药】续断 15 g　　　桑寄生 15 g　　　生黄芪 30 g　　　茯苓皮 50 g

　　　　猪苓 10 g　　　山药 20 g　　　太子参 15 g　　　南沙参 10 g

　　　　北沙参 10 g　　　丹参 20 g　　　川芎 10 g　　　玉米须 30 g

萆薢 20 g	丝瓜络 15 g	积雪草 20 g	土茯苓 20 g
制大黄 10 g	牡蛎 40 g	车前子 30 g^{包煎}	

问难：本方的方义为何？

释难：治疗上首先宜扶正保肾气，以补肾气为主。阴虚者配合使用生地黄、山茱萸、制何首乌等，阳虚者则入肉苁蓉、巴戟天、菟丝子等温润之品。其次，治疗上需截源疏流以祛邪，通过健脾化湿，如苍术、白术、薏苡仁、茯苓、山楂等品截断生湿、生痰之源，减少尿酸的形成，并通过通利二便，采用制大黄、生牡蛎、车前子、萹蓄、泽泻等，使体内尿素氮、肌酐、尿酸的排出增加。再次，可着力于使用促进尿酸排泄的药物，如玉米须、丝瓜络、萆薢、土茯苓等品。三法并举，以控制痛风的发作，延缓肾衰竭的进展。痛风急性发作期亦可入四妙散，药如秦艽、山慈菇、络石藤、金银花藤等药清热利湿，祛风通络，控制关节炎。患者酒后出现症状，也提示痛风患者应注重饮食，对于肥甘厚腻、烟酒辛辣、动物内脏之品，应尽量避免食用，以防加重病情，并嘱其多食清淡之品，多饮水。

问难：为什么治疗慢性肾衰竭常用活血化瘀药？

释难：肾脏的络脉细小且密集，慢性肾病患者久病入络，往往存在络脉不和，甚至脉络瘀阻的证候。《素问·调经论》云："经络支节，各生虚实，其病所居，随而调之，病在脉，调之血；病在血，调之络。"在诊治慢性肾脏病过程中，要十分重视对活血化瘀药物的应用，在辨证论治的基础上加以活血化瘀，使脉络通畅，气血运行通畅，将和络之法贯穿始终。依据病情将活血化瘀药分为三类：血瘀证轻者用活血和络之轻药，如当归、丹参、牡丹皮、赤芍、鸡血藤、泽兰等；病久或临床可见血瘀症状者用活血通络药，如桃仁、红花、川芎、三七、怀牛膝、乳香、没药、三棱、莪术等；病久且症状明显的顽疾，一般中草药不见效，可用虫类药物以祛风活血，破血逐瘀，如制僵蚕、全蝎、地龙、水蛭、䗪虫、蜈蚣等。

【疗效】就诊后左足踝部及跖趾关节疼痛减轻，腰痛减轻，但是痛风仍有反复发作，五诊后痛风发作明显减轻，至七诊后痛风未见发作，血肌酐降至 263 μmol/L，血尿酸降至 547 μmol/L，病情稳定，仍拟益肾健脾、和络泄浊进治。通过以上治疗，该患者痛风性关节炎发作明显减少，尿素氮、肌酐、尿酸亦持续下降，肾功能控制得较为满意。

问难：慢性肾衰竭病程长，治疗上要注意什么？

释难：慢性肾衰竭短期内在治疗上难以取得速效，需在辨证准确的基础上，耐心守法守方，不可因短期未获效便弃方易法，须知正之亏虚，邪之猖獗非一日所成，故扶正祛邪亦非一日可就，需在确信辨证无误、用药恰当的基础上，守法守方，坚持不懈，方可获得良效，即"不效不更方"。但若辨证错误，用药不当，仍独行其是，则危害深矣。

病案四

某男，37岁。

【主诉】乏力2月余。

【现病史】因乏力1月于2013年8月至当地医院查肾功能减退，血肌酐180.5 μmol/L，尿常规检查示正常，血生化检查示谷丙转氨酶41.4 U/L，ECT示肾小球滤过率62.4%，至南京军区总医院查B超示左肾98 mm×49 mm×49 mm，右肾90 mm×43 mm×45 mm，皮质厚度不清，皮髓质边界清楚，皮质稍增强，近期血压118/80 mmHg，复查血尿素氮21.39 mmol/L，血肌酐202 μmol/L，白蛋白48.6 g/L，血尿酸535 μmol/L，胆固醇/甘油三酯2.63/2.58，尿红细胞2万/mL，形态多形型红细胞；血常规检查示血红蛋白153 g/L，白细胞9.7×10⁹/L，中性粒细胞69.2%，血小板151×10⁹/L。

刻下：腰痛牵及两胁，劳累后明显，纳寐可，夜尿1次，大便日行2次，成形，咽痛，咽红，舌质红，苔黄，脉细。

【既往史】否认高血压、糖尿病病史，有前列腺增生病史。

【诊断】西医诊断：慢性肾衰竭。

中医诊断：肾劳。

问难：西医常规检查结果对判断慢性肾脏病病情有什么帮助？

释难：患者就诊时，往往需要完成相关西医检查。这些检查结果是诊治疾病的重要依据，可有助于鉴别肾脏损害是慢性还是急性，肾脏病发生的具体病因、治疗方案的选择等，不可随意忽略。如本案患者肾脏大小为左肾98 mm×49 mm×49 mm，右肾90 mm×43 mm×45 mm，已经小于正常肾脏的体积，加之皮质回声增强，提示肾脏存在慢性损伤，这就有助于将慢性肾脏病与急性肾功能损害相区分。因此，在临床上要根据患者实际情况作出判断,完成相关实验检查,以方便进一步的诊治。中医诊治不仅需要传统四诊合参,也需结合现代医学的检查结果,以获取更好的疗效。

【辨证】肾虚湿浊证。

【治法】健脾益肾,和络泄浊,平补平泻。

问难:慢性肾衰竭如何辨证使用平补平泻法?

释难:孟河名家费伯雄在其《医醇賸义·自序》中云:"不足者补之,以复其正;有余者去之,以归于平。是即和法也,缓治也。毒药治病去其五;良药治病去其七。亦即和法也,缓治也。天下无神奇之法,只有平淡之法,平淡之极,乃为神奇。"邹云翔教授师从费氏高足刘莲荪先生,得其精髓,治宗和缓。结合家父的学术思想,主张和缓之法治疗慢性肾脏病,治法纯粹,方药平淡,却往往在平淡中收获奇效。在补肾之时,不用滋腻之品,而投以甘平之剂,使得补而不滞,滋而不腻,温而不燥,缓缓图治,以获良效。在祛邪之时,慎用苦寒,不纳峻猛,而主张缓攻,轻药重投。如针对水肿患者,采用茯苓皮 30～50 g,车前子 15～30 g,生薏苡仁 15～30 g,玉米须 15～30 g 等药物以淡渗泄浊,采用和缓的补泻方法即平补平泻。

【处方】自拟方。

【用药】

续断 10 g	桑寄生 10 g	杜仲 20 g	怀牛膝 10 g
太子参 20 g	生薏苡仁 30 g	茯苓 30 g	南沙参 20 g
北沙参 20 g	石斛 20 g	丹参 20 g	川芎 10 g
积雪草 20 g	土茯苓 20 g	萹蓄 20 g	制大黄 15 g
车前子 30 g^{包煎}	玉米须 30 g		

问难:为何所用益肾之药少见峻补,而常用续断、桑寄生、杜仲、怀牛膝之品?

释难:慢性肾衰竭病理机制总属肾元亏虚,脾肾衰惫,湿浊痰瘀潴留,慢性肾衰竭治当"平补"。肾元亏乏,阴阳俱损,本当法以峻补,但慢性肾衰竭大多累及脾(胃)、肺、肝、心等,病机演变因实致虚,因虚致实,而致虚实夹杂、正虚邪盛之证。一味峻补,恐恋邪难祛,甚至邪实鸱张,加重病情;并且若以辛热、滋腻、寒凉之品投之,则易有伤阴遏阳湿滞之变。故对于慢性肾衰竭治以"平补为上",以缓缓图之。《灵枢·百病始生》云:"阴阳俱不足,补阳则阴竭,泻阴则阳脱,如是者可将以甘药,不可饮以尽剂。"王肯堂于《证治准绳·关格》中亦明确提出"治主当缓"。方中以续断、桑寄生、怀牛膝等平补肾气;太子参、茯苓、生薏苡仁补气健脾助运,以后天充养先天,兼补肾气以防过于滋腻碍胃,辛燥伤阴,困阻元气,而助湿浊(热)痰瘀内生,邪实鸱张。

问难:在慢性肾衰竭常使用和络泄浊法,用药如何选择?

释难:慢性肾衰竭常有水湿之邪,故多施以淡渗利水,健脾助运。常用药:生黄芪、炒白术、茯苓皮、生薏苡仁、猪苓、玉米须、泽泻、车前子、六月雪、萹蓄、白茅根、芦根等;瘀血则治以活血化瘀,养血和络,首选丹参、川芎、红花、当归、赤芍、怀牛膝、鸡血藤、蒲黄、五灵脂等品;浊毒治以化湿泄浊,常用苍术、白术、藿香、佩兰、半夏、陈皮、薏苡仁、茯苓等;若中焦湿热,浊毒上攻,恶心呕吐,则先予苏叶黄连汤合左金连苏饮,配合辛开苦降法,以化中焦胶结之湿浊,再佐以制大黄,使邪毒下行,达于体外。

问难:本案患者既有湿浊之邪内蕴,为何不用峻猛泻下之品如甘遂、大戟等以快速去除湿浊之邪,且大黄也选用制大黄而不是生大黄?

释难:本病标实之证复杂多样,且脾肾不足之候十分突出,若采用峻猛攻逐之剂,会进一步损伤正气,产生虚虚之弊,故在平补肾元的基础上,主张缓攻标实,通畅二便。生大黄泄浊之力虽优于制大黄,但是其过于苦寒,易伤脾胃。为了固护患者之脾胃,常以制大黄和络泄浊,保持每天大便2~3次(勿使过泄),加强毒素的排泄,亦推陈出新,有助于肾气的恢复。对于本案患者施以平补平泻法,使肾气渐复,浊毒瘀血渐祛,血肌酐才能获得缓慢而稳定的下降。

【疗效】用药后精神改善,腰胁疼痛好转,复查血尿素氮 6.1 mmol/L,血肌酐 171.6 μmol/L,血尿酸 466.3 μmol/L,治仍拟益肾健脾,活络泄浊。患者血肌酐维持于 170 μmol/L 左右,病情平稳。

病案五

某男,60 岁。

【主诉】水肿乏力 4 月。

【现病史】2013 年 6 月因脑梗死、高血压于宜兴市人民医院住院时检查发现肾功能减退,血肌酐 144.9~161.8 μmol/L;B 超检查示双肾略缩小;尿常规检查未见异常,诊断为高血压肾损害,出院后复查肾功能示血肌酐 183.6 μmol/L,血尿素氮

慢性肾衰竭

9.74 mmol/L，血尿酸 515 μmol/L。服用阿司匹林、非洛地平、缬沙坦。

刻下：乏力，双下肢轻度凹陷性水肿，夜尿 2～3 次，大便成形，日行 1 次，无明显腰酸，纳可，夜寐安，舌质红，苔薄黄，脉细略弦。

【既往史】有脑梗死、高血压病史。

【诊断】西医诊断：慢性肾衰竭；肾小动脉硬化。

中医诊断：肾劳。

【辨证】脾肾气阴两虚，湿浊瘀血潴留。

问难：高血压肾损害的临床特点如何？为何高血压肾损害常见于老年人？

释难：高血压日久会引起良性小动脉性肾硬化，肾脏缺血性改变，肾小管间质损伤早于肾小球病变，夜尿增多，常常伴有心、脑、眼等其他靶器官损伤。随着病程的进展，肾功能逐渐丧失，进入慢性肾衰竭，而临床尿液分析有形成分少，可表现为阴性。本案的临床表现符合高血压肾损害特点。高血压肾损害多见于老年人，《素问·阴阳应象大论》云："年四十，而阴气自半也。"肝肾不足，阴气亏耗已渐形成，而长期血压控制不佳，肝风旋动，下扰肾关，肾失封藏，精微下泄；肾脏化气开阖失司，湿浊瘀血毒素潴留，血尿素氮、血肌酐升高，变生慢性肾衰竭。

【治法】益肾健脾，和络泄浊。

【处方】参芪地黄汤加减。

【用药】续断 15 g　　桑寄生 15 g　　杜仲 20 g　　牛膝 10 g
　　　　生地黄 10 g　　山茱萸 10 g　　太子参 20 g　　生黄芪 20 g
　　　　生薏苡仁 30 g　茯苓 20 g　　积雪草 20 g　　土茯苓 20 g
　　　　萹蓄 20 g　　茵陈 20 g　　制大黄 15 g　　生牡蛎 40 g
　　　　制何首乌 20 g　菟丝子 15 g　　车前子 30 g^{包煎}

问难：本方有何特点？

释难：本案患者头晕，夜尿增多，双下肢水肿，舌红，苔黄，脉细弦，证属脾肾气阴两虚，湿浊瘀血潴留。故以健脾益肾、补气养阴、和络渗利泄浊正治法进治。投以续断、桑寄生平补肝肾，生地黄、山茱萸、制何首乌补益肾阴，杜仲、牛膝、菟丝子补益肾阳，太子参、生黄芪健脾益气，生薏苡仁、茯苓、车前子淡渗利湿，土茯苓、萹蓄、积雪草、茵陈利湿泄浊，制大黄和络泄浊，生牡蛎收敛固涩精微，并防泄下太过。用药上有以下特点：① 阴阳平补，针对

邹燕勤肾病查房实录

患者肾元亏虚之证，未用过于滋腻重浊之品，而是选择平补肾阴肾阳，以求增一分元阳，复一分真阴；② 水肿当利水渗湿，但是顾及患者脾肾亏虚，不宜选用甘遂、大戟等攻逐之品，转以薏苡仁、车前子、茯苓等淡渗利湿之品大剂量投之，此为"轻药重投"，缓去水湿之邪而不伤正气；③ 投以制大黄和络泄浊，同时予以生牡蛎收敛固涩，一泻一敛，既可祛邪，又可固护正气。

问难：高血压肾损害与其他疾病引起的慢性肾衰竭在用药上有什么不同？

释难：高血压肾损害的慢性肾衰竭以肝肾阴虚、瘀血内阻为病机特点。临床大致可分为阴虚阳亢型、肾气不固型、湿瘀交阻型、气阴两虚型。阴虚阳亢型应滋肾平肝，以天麻钩藤饮合六味地黄丸加减；肾气不固型应健脾补肾，益气固摄，以五子衍宗丸加减；湿瘀交阻型应活血化瘀，渗湿泄浊，以桃红四物汤加减；气阴两虚型应补气养阴，健脾益肾，以参芪地黄汤加减。在各个病理类型中，浊瘀内阻为共同的病理产物，和络泄浊须贯穿治疗的始终，常在辨证的基础上加丹参、桃仁、红花、三七等活血化瘀之品。

对高血压肾损害患者，控制血压是延缓病情进展的关键，对于血压控制欠佳者，临床需予以适当的降压药物。在治疗高血压上可采用内服加外敷相结合的方法以控制血压，依据中医之反佐法，对肾阴不足、水不涵木、肝阳上亢所致的高血压，可予以上病下取法治疗，该法乃从《普济方》化裁而来。采用中药穴位敷贴以降低血压，将中药附子5g捣烂，敷于双足足底涌泉穴。外敷附子于涌泉穴乃为引纳浮阳，对阴虚阳越之高血压、头胀、昏沉行之有效。还可将内服方与药酒相结合，治疗高血压。

【疗效】病证方药相合，获效迅速，复诊未见乏力，水肿消退，查血肌酐有所下降。继续维持原法治疗。

病例六

某女，42岁。

【主诉】发现血肌酐升高伴见胃脘不适半月。

【现病史】既往无明显水肿，半月前因胃脘不适，检查发现血肌酐升高，诊断为慢性肾衰竭（尿毒症），当地医院建议血液透析治疗，被拒。来南京初诊时，血生化检查示血肌酐573.8 μmol/L，尿素氮19.7 mmol/L；尿常规检查示尿蛋白

（＋＋＋）；血压 136/68 mmHg。

刻下：脘胁痞胀，纳差，呕吐，便稀，每日 5 次，脉细略弦，舌苔黄腻。

【既往史】否认高血压、糖尿病等病史。

【诊断】西医诊断：慢性肾衰竭（尿毒症）。

中医诊断：肾劳。

【辨证】脾肾气虚，湿浊内蕴，胃气上逆。

【治法】健脾和胃，益肾泄浊。

【处方】补中益气汤合二陈汤加减。

【用药】

太子参 20 g	生黄芪 20 g	制苍术 10 g	姜半夏 6 g
陈皮 10 g	姜竹茹 10 g	谷芽 20 g	麦芽 20 g
枳壳 10 g	佛手片 10 g	续断 15 g	枸杞子 20 g
制僵蚕 10 g	蝉蜕 6 g	积雪草 20 g	土茯苓 20 g
制大黄 3 g	生牡蛎 40 g	车前子 30 g^{包煎}	

【疗效】方中大剂健脾和胃之品，兼以补益肾元、泄浊解毒。经 3 个月治疗，病情缓解，血肌酐由 573.8 μmol/L，降至 98.8 μmol/L，尿蛋白由（＋＋＋）降至（一）。服药半年，肾功能正常，至今已 9 年，未反跳，尿常规、血常规等均正常。

问难：为何用调治脾胃为主的方剂对尿毒症患者如此有效？

释难：治肾不能拘泥于肾，而应注意全身脏腑之间的整体调治，脾胃为后天之本，气血生化之源，治肾应注意调理脾胃。对其他脏器亦应如此，如治肺、治肝、治心，甚则多脏同治等。只有整体辨治，才能有效。本案患者主症是恶心呕吐，不能食，便稀泄泻，以调治中焦为主，兼以补益肾元，结果肾功能亦转正常，至今已达 9 年，每年体检均好，现在身体好，操持家务及第三代部分生活。

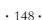

小 儿 肾 脏 病

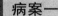病案一

某男,8岁。

【主诉】面肢浮肿2年。

【现病史】2年前出现面肢浮肿,在当地医院诊断为肾病综合征,肾活检诊断为IgA肾病,使用环磷酰胺及醋酸泼尼松治疗,水肿消退,当醋酸泼尼松减至隔日7.5 mg时,尿蛋白反跳。

刻下:牙龈红肿,咽后壁红,时有咽痒干咳,自汗,尿常规检查示尿蛋白(++),舌质红,苔薄黄,脉细数。

【既往史】既往体健,否认高血压、肝炎及结核病史,无重大手术及外伤史。

【诊断】西医诊断:IgA肾病。

中医诊断:水肿。

问难:小儿肾病综合征有何特点?

释难:由于小儿多先天薄弱,禀赋不足,肾虚为本,其"五脏六腑,成而未全,全而未壮",故"脾常不足",且小儿为纯阳之体,肺脏娇弱,多因风邪袭肺而诱发,临床发病时常表现为风水相搏。因此,中医治疗常从肾、脾、肺入手。小儿肾病综合征大多对激素敏感,但在撤减过程中易反跳,因此要重视缓解期和恢复期的中医药治疗。

【辨证】气阴两虚,湿热内蕴。

问难：小儿肾炎当如何辨证？

释难：急性肾小球肾炎、慢性肾小球肾炎和原发性肾病综合征是小儿泌尿系统的常见疾病，临床常见水肿、血尿、蛋白尿、高血压等症状，中医辨证主要包括在"水肿"范畴之中，也可见"尿血"。隋代巢元方的《诸病源候论》已对小儿水肿有专篇论述，认为："水病者，由脾肾俱虚故也，肾虚不能宣通水气，脾虚又不能制水，故水气盈溢，渗液肌肤，流遍四肢，所以通身肿也，令人上气，体重，小便黄涩，肿处按之随手而起是也。"南宋的《小儿卫生总微论方》则为首先专论小儿水肿的儿科专著，其曰："水肿之证，脾土受亏，不能治水，肾水泛滥，浸渍脾土，水渗皮肤，肌肉发肿。"祖国医学早已认识到脾肾亏虚是小儿水肿的发病根本，而尿血除与湿热伤络、血从下溢有关外，也多与脾肾亏虚、气不摄血有关。

问难：本案患者辨证重点为何？

释难：本病为激素依赖型 IgA 肾病，临床表现以蛋白尿为主，在小儿较为多见，并且，患者常因外感或劳累后病情反复。中医认为，小儿肺脾肾之气常有不足，藩篱不强，卫外不固，易感邪而发病或致病情复发。故对小儿肾病治疗过程中既应积极治标，也要在病情缓解后继续固本。

【治法】益气养阴，清利湿热。

问难：对肾病综合征应用激素患者，中医当如何用药？

释难：对肾病综合征患者应用激素后的中医药治疗应以中西药联合增效及减轻副作用为目的，可分为以下几个阶段，① 开始应用时，患者多表现为风水相搏，或气虚水泛，以防己黄芪汤或越婢五皮饮加减；② 大剂量激素长时间服用时，患者多表现为阴虚火旺或伴湿热内蕴，治疗常以知柏地黄汤加减；③ 激素减至维持剂量时，以健脾益肾为主，并可适量加入温补肾阳的药物，如仙茅、淫羊藿、巴戟天等，以避免长期使用糖皮质激素引起的肾上腺皮质功能低下。小儿肾炎、肾病综合征对激素多数敏感，但易于复发，治疗时，一方面，消除引起复发的病因；另一方面，在激素减至每次复发时用量阶段，应适当将此剂量延长一段时间，帮助撤减，防止复发。

【处方】补中益气汤合玄麦甘桔汤加减。

【用药】太子参 15 g　　生黄芪 10 g　　生薏苡仁 15 g　　茯苓 15 g
　　　　玄参 10 g　　　麦冬 10 g　　　桔梗 5 g　　　　制僵蚕 10 g
　　　　蝉蜕 5 g　　　　凤尾草 15 g　　紫花地丁 15 g　　白茅根 30 g

石韦 10 g　　　青风藤 10 g　　　炒黄芩 6 g　　　浮小麦 30 g

生甘草 5 g

问难：本方的方义为何？

释难：本案患者初诊时有咽痒干咳、牙龈红肿，辨证本虚以气阴两虚为主，标实为湿热内蕴于上焦，故处方中以太子参、生黄芪、生薏苡仁、茯苓益气养阴以治本，玄参、麦冬、桔梗、炒黄芩以清利咽喉，紫花地丁清热解毒，凤尾草、白茅根、石韦以清利湿热而使邪下解，制僵蚕、蝉蜕既有清热利咽作用，又具有通络、消除蛋白尿的作用，青风藤祛风通络，取其免疫调节的药理作用而辨病使用，浮小麦敛汗。全方标本兼顾，用药平和。

【疗效】二诊时咽痒仍作，并有大便偏溏的脾虚之象，治疗时可减清热解毒之紫花地丁而增健脾之炒山药、炒芡实，体现治疗的重点随标本虚实之增减而调整的辨证思想。三诊时患者临床表现已缓解，治疗以巩固疗效为主，处方用药以轻补轻泻，适宜长期服用为目的。方以太子参、白术、薏苡仁、茯苓、枸杞子、女贞子、山药补益脾肾气阴，玄参、麦冬、金银花、生甘草清除余热，车前子、白茅根、芦根清利余湿，丹参养血活血而改善肾脏的微循环。

问难：本案患者治疗过程中证型的转化当如何应对？

释难：纵观整个治疗过程，IgA 肾病的辨证分型虽各有特征，但在具体病例中证型常有兼夹及转化，治疗也应该充分体现这一病机变化情况。

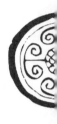

小儿肾脏病

病案二

某女，10 岁。

【主诉】反复尿血 2 年。

【现病史】2 年前因"左肾双肾盂，尿路感染"，出现肉眼血尿，经抗感染治疗效果不明显，在浙江大学医学院某附属医院肾活检诊断为 IgA 肾病、系膜增生，平时反复上呼吸道感染。

刻下：咽痒咳嗽，舌红苔黄腻，脉细，查咽红，尿常规检查示尿隐血（＋＋），尿红细胞（＋）/HP。

【既往史】否认高血压、肝炎及结核病史，否认重大手术及外伤史。

【诊断】西医诊断：IgA 肾病。

中医诊断：尿血。

【辨证】气虚湿热。

问难：为何辨证属湿热之证？

释难：患儿舌红苔黄腻、咽红均是湿热内蕴之象，而湿热内蕴为小儿肾病常见病理因素。小儿为纯阳之体，易从火化，故肺、脾、肾三脏功能失调导致水液内停，湿邪易从热化，而多见湿热。湿热壅滞，水道不利，水溢肌肤而见水肿；湿热伤及下焦脉络，血从下溢而见尿血，颜色鲜红或如洗肉水样。

问难：小儿肾病辨证有何特点？

释难：小儿肾病辨证特点为肾虚为本，病常及脾。钱乙在《小儿药证直诀》中论治小儿五脏证治特点时认为小儿"肾本虚"，小儿肾虚为发病之本。因肾主水，有调节、输布水液和排泄尿液的功能，肾气不足则气化不利，开阖失司，水液潴留，泛溢肌肤而成水肿。而小儿时期的另一体质特点是"脾常不足"，一则因脾胃嫩弱，发育未全，功能未健，"形"和"气"与成人相差甚远；二则因小儿处于生长发育阶段，不仅需要维持机体正常的生理活动，且需保证生长发育所必需的营养精微，故常见脾虚。而"诸湿肿满，皆属于脾"，肾病及脾，运化失司，不能制水，水湿停聚而成肿。脾与肾相互联系，相互制约，肾气有赖于脾气输布精微之充养，脾气又赖肾气之温煦、推动。若脾肾虚弱，则水液输布、气化失职，水道不通，泛溢肌表而成水肿；统摄不固，精微随尿液外泄则见蛋白尿；气不摄血，血从下溢则见血尿。

【治法】益气清热利湿。

【处方】补中益气汤合玄麦甘桔汤加减。

【用药】
太子参 15 g	生黄芪 15 g	制黄精 10 g	枸杞子 20 g
生薏苡仁 20 g	茯苓皮 20 g	紫菀 10 g	款冬花 10 g
玄参 10 g	麦冬 10 g	炒黄芩 10 g	炒栀子 10 g
白茅根 15 g	芦根 15 g	仙鹤草 30 g	大蓟 15 g
小蓟 15 g	生甘草 3 g		

问难：为何方中尚有清肺利咽之品？

释难：本案患者为临床表现反复尿路感染的 IgA 肾病，以血尿为主，初诊时因平素易感冒并伴咽痒咳嗽，故治疗时，兼以补气清肺利咽，方中紫菀、款冬花、炒栀子、炒黄芩即为此意。

问难：血尿患者当如何选用止血药？

释难：在止血药的选用中，根据血尿的特点——"水道之血宜利不宜

邹燕勤肾病查房实录

止"的原则，以白茅根、小蓟、槐花、荠菜花、茜草根等为主，止血与清利活血相配合，以防止收敛止血而使离经之血内阻肾络。IgA 肾病以血尿为主者，病程皆长，在辨证标实正虚兼有的情况下，以先祛邪为原则，根除 IgA 肾病的一切诱发加重因素，从而可使病情得到缓解和稳定。

【疗效】二诊时咽部炎症反应仍存，治疗仍从清咽入手，以彻底根除炎症灶。三、四诊时，患者咽部症状始有缓解，尿血情况已基本稳定，故处方治疗减少清利咽喉而渐增补益脾肾之品，五诊时病情已基本稳定，根据患者平素的体质情况而选用补益脾肺扶助正气为主，整个病程的治疗思路即以祛邪为先，扶正善后，长期巩固为指导。

问难：小儿肾炎的整体治疗思路大致为何？

释难：小儿急性肾小球肾炎有急性发作期及恢复期之分，慢性肾小球肾炎、肾病综合征也有发作期及缓解期之分。发作时患者水肿、血尿、蛋白尿、高血压等症状可明显加重，上呼吸道感染诱发常见，特别是急、慢性扁桃体炎，故发病之初应注重去除诱发因素。风水相搏者宜疏风利水，湿毒内归肺脾宜清热解毒，利水消肿，湿热蕴结咽部宜清热利咽。恢复期或缓解期注意补肾健脾，特别是补气健脾，维护后天之本，对湿热余邪未尽者仍需结合清利湿热。小儿肾脏病尽管预后较成人为好，但恢复期及缓解期的维持中医药治疗仍不容忽视。

小
儿
肾
脏
病

病案三

某女，15 岁。

【主诉】水肿间作 5 年，加重伴咽痛 1 月。

【现病史】5 年前因水肿伴大量蛋白尿、血尿，尿红细胞为形态多形型，于 2007 年 8 月 22 日在儿童医院肾活检诊断为 IgA 肾病（Lee 氏Ⅲ级），予醋酸泼尼松每日 50 mg，并用环磷酰胺冲击治疗，后改予醋酸泼尼松隔日 70 mg，逐渐减量，尿蛋白转阴，环磷酰胺总量达4.8 g。2012 年 8 月初因急性扁桃体炎、发热，予抗感染治疗，出现多形型皮疹，考虑为湿疹，尿蛋白（＋＋），入住某儿童医院，予头孢他啶、炎琥宁、干扰素等治疗，出院时复查 24 h 尿蛋白定量 0.544 g，尿红细胞为混合型。

刻下：咽红，双侧扁桃体Ⅱ度肿大，无咽痛咽痒，有过敏性鼻炎，鼻塞，流清涕,无口干苦,纳食可,大便成形,日行一次,夜寐安,舌质红,苔薄黄,脉细。

【既往史】有过敏性鼻炎病史。

【诊断】西医诊断：IgA 肾病。

中医诊断：水肿。

问难：小儿 IgA 肾病发病有何特点？

释难：IgA 肾病是由于患者黏膜免疫缺陷,或 IgA 免疫分子异常引起的一种由 IgA 免疫复合物沉积在肾小球的一种原发性肾小球疾病。多数是在上呼吸道感染后发病,并常因反复发作急性扁桃体炎,而使稳定的病情反复,出现大量蛋白尿、血尿,甚至白细胞尿。蛋白尿随呼吸道感染次数而加重。儿童约 2 岁以后扁桃体炎腺体肿大,增生十分突出,且常常因反复发作,治疗不彻底,易形成慢性扁桃体炎。而扁桃体炎是诱发病情的潜在和加重因素,必须重视。

【辨证】脾肾气虚,风热蕴结上焦,湿热稽留不去。

问难：请教邹燕勤教授,本案辨证的缘由是什么？

释难：本案患儿曾因 IgA 肾病（Lee 氏Ⅲ级）就诊,病获稳定,尿常规检查转阴。此次于 20 天前上呼吸道感染,急性扁桃体炎诱发血尿、蛋白尿加重而来就诊,已予抗感染治疗 10 天。就诊时患儿扁桃体肿大、咽红、鼻塞、流涕等上呼吸道感染症状未清。儿童期患者形体未充,正气不足,肺脾肾亏虚,而湿热毒邪久羁,日久更易损伤肺、脾、肾三脏,尤因肾脏娇嫩,肾气难复,而致肾病缠绵难去。

问难：对于使用激素或免疫抑制剂患者,临床辨证有何注意要点？

释难：从既往经验看,激素类似于"纯阳"之品,最易消灼肾阴,并可致使机体的升降出入功能素乱,湿热痰瘀内生。经激素治疗的患者,早期多见阴虚阳亢之证,后期则多见气阴两虚,常兼夹湿热证。而免疫抑制剂最易损耗脾肾之气,使用后患者常出现纳差腹胀、恶心呕吐、脱发、耳鸣、月经不调、易于感染等症状。因此,对于运用激素或免疫抑制剂的患者,在辨证时需将此点考虑在内。

【治法】清咽渗利为先,佐以健脾。

问难：本案患者辨证脾肾气虚为发病之本,为何却要先清咽渗利？

释难：IgA 肾病患者黏膜免疫缺陷,易于感染,容易传变,导致病情反复,因此,如何改善免疫缺陷,增强患儿体质,减轻肾脏免疫紊乱,避免感冒,或感冒后肾炎不复发，是临床医生面临的关键问题。对于 IgA 肾病，治疗应该抓住"咽(肺)、脾、肾"三个关键点，治以健脾益肾，清咽渗利，往往能于短期内取得佳效。故首先采用清咽渗利法，急则治标，佐以健脾补肾，使得邪去则正安，病情趋以平稳；肺脾肾之本充固，则正气存内，邪不可干，外感可避。即使感冒，无使传变至肾，肾脏亦获稳定。

问难：肾炎不同病理类型对治疗方法的选择是否有差异？

释难：小儿慢性肾小球肾炎、肾病综合征的病理类型与成人不同，在治疗中可根据不同的病理形态学变化选择治疗方法。若反复发作或表现为激素依赖型的大量蛋白尿的肾病患者，可选择中西医结合的治疗方法，分激素使用的三个阶段配合中药以增效及减轻副作用。在使用细胞毒性药物时则结合中医药和胃降逆及清利保肝、养血益气以纠正细胞毒性药物的胃肠道反应、肝功能损伤及白细胞减少等副作用。

【处方】补中益气汤合玄麦甘桔汤加减。

【用药】
玄参 10 g	麦冬 15 g	桔梗 6 g	金银花 10 g
射干 10 g	制僵蚕 10 g	蝉蜕 6 g	牛蒡子 15 g
石韦 15 g	太子参 15 g	生黄芪 15 g	生薏苡仁 30 g
茯苓 30 g	辛夷 10 g	白芷 10 g	白茅根 15 g
芦根 15 g	车前子 30 g^{包煎}	生甘草 5 g	

问难：本方的方义为何？

释难：方药以玄参、麦冬、桔梗、金银花、射干、制僵蚕、蝉蜕、牛蒡子清利咽喉，祛除感染病灶，有利于稳定病情；辛夷、白芷宣通鼻窍，达邪于外；生黄芪、太子参、生薏苡仁、茯苓益气健脾，配合白茅根、芦根、车前子、石韦清利渗湿，调节机体免疫，改善免疫缺陷，抑制免疫复合物的形成。

【疗效】患者治疗半月余，复查尿常规示尿蛋白(＋)。

刻下：咽红，充血明显，不觉疼痛，两侧扁桃体Ⅱ度肿大，左腰酸痛，无口干苦，纳食可，夜寐安，大便日行 1 次，通畅，舌质红，苔黄，脉细。

继续予以清咽渗利之法，佐以健脾。

问难：请教邹燕勤教授，您对 IgA 肾病的辨证分型有何理念和经验？

释难：根据长期临床经验，依据 IgA 肾病的发病特点及病因、病位、性质等，从咽(肺)、脾、肾立论进行辨证，执简驭繁，将本病分为热结咽喉、脾虚湿盛、肾虚湿瘀三大基本证型，且三大基本证型可相互组合，且在整个病程中 3 个证型并非固定不变,随病情之变化辨证亦随之变化。

病案四

某男,6 岁。

【主诉】水肿间作 3 年。

【现病史】3 年前因下肢浮肿,尿常规检查示尿蛋白(＋＋＋),某儿童医院诊断为肾病综合征,予醋酸泼尼松每日 35 mg,1 周后转阴。此后多次因感冒或腹泻而复发,此次复发前已予醋酸泼尼松隔日 7.5 mg。近因上呼吸道感染蛋白尿反复,24 h 尿蛋白定量 6.9 g,予醋酸泼尼松每日 25 mg,并予肾穿刺活检,病理检查示 IgM 肾病。

刻下:下肢水肿不显,醋酸泼尼松每日 25 mg,已服用 16 天,面色无华,无口干苦,易感冒咽痛,咽红,扁桃体Ⅰ度肿大,大便畅,日行 1 次,成形,复查尿常规阴性;血常规检查示白细胞 18.7×10^9/L,中性粒细胞 77.7%,血红蛋白 134 g/L,血小板 415×10^9/L,C 反应蛋白 <8 mg/L。苔薄黄,脉细。

【既往史】否认有肝炎等病史。

【诊断】西医诊断:IgM 肾病。

中医诊断:水肿。

问难:为何本案患者常因感冒而复发?

释难:本案患者为激素依赖型难治性肾病综合征,肾穿刺活检的病理检查示 IgM 肾病,对激素敏感,但每于醋酸泼尼松撤减至每日 7.5 mg 时,因呼吸道感染而复发。反复使用激素 3 年,现已复发第 4 次,体质越来越差,平素易感外邪,家长忧虑万分,因其年幼,拒绝使用细胞毒性药物,恐其影响幼儿生长发育,进退两难,特全家赶至南京求诊。小儿肾病多因风邪袭肺而诱发。由于肺为娇脏,主气而清肃宣降,通调水道,下输膀胱。小儿肺常不足,藩篱空疏,而风为百病之长,故小儿易感风邪,而致肺失宣肃,气化失常。加之小儿多见肺、脾、肾三脏功能失调,遂致水液输布、运化、排泄功能失职,发为肾炎、肾病综合征等疾病。小儿急性肾小球肾炎较成人多见,而由呼吸道链球菌感染导致的急性链球菌感染后肾炎占 60%～70%,上呼吸道感染也是慢性肾小球肾炎的常见诱发因素。

【辨证】肾虚湿热。

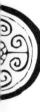

【治法】清咽益肾渗利。

问难：此类患者在治疗中有何注意点？

释难：患者就诊时年方 6 岁，稚阴稚阳，形体未充，治疗时需处处顾护脾肾之气，以健脾补肾为基础，一方面，调整其免疫功能，增强体质，减少外感、腹泻的次数，可减少肾病的复发；另一方面，脾肾先后天得以充养，人体正气存内，邪不可干，截断传变，减轻异常亢进的免疫反应，外邪不易下传至肾关，从而加重血尿、蛋白尿。

问难：为何要坚持清咽渗利的治疗法则？

释难：患者就诊时湿热余邪未清，蕴结咽喉，两侧扁桃体肿大，当以大队清咽解毒药祛其热毒湿热之邪，配合渗利法，使得湿热之邪从小便而去。治疗时，抓住"咽喉"殊为关键，不仅能清除体内感染灶，且能使邪毒速祛，无使稽留肾脏，减少免疫复合物的沉积，以及带来免疫反应。

【处方】玄麦甘桔汤合六味地黄汤加减。

【用药】玄参 8 g	麦冬 8 g	射干 6 g	金银花 6 g
续断 10 g	生地黄 6 g	山茱萸 6 g	南沙参 10 g
百合 10 g	制僵蚕 3 g	牛蒡子 10 g	白茅根 10 g
芦根 10 g	车前草 10 g	太子参 10 g	薏苡仁 10 g
茯苓 10 g	生甘草 3 g		

问难：为何很少见邹燕勤教授您运用攻下逐水之剂治疗小儿水肿？

释难：《普济方·婴孩诸热疸肿门·诸肿》指出："然证虽可下，当审其虚实，权其轻重，不可过用芫花大戟猛烈之剂。用之太过，吾恐峻决者易，固闭者难，水气复来，何以治之也。"在治疗小儿水肿之时，虽有水湿之邪内蕴，然亦不可妄投峻猛，有虚虚之弊，小儿水肿常为虚实夹杂之证，治疗上当在祛邪之时顾虑其本虚之证。《幼科指南·水肿门》有云："服温补药无效验，则是虚中有实，欲投攻下，恐小儿难堪；若不攻之，则坐以待毙；虽攻补兼施，或一补一攻，或三补一攻，或九补一攻，审其进退，俟有可攻之机，以意消息，始能逐邪而不伤正，病可痊也。"《幼幼集成》认为："水肿本于脾虚不能制水，水积妄行而为肿，当以参、术补脾为主，使脾气实，则能健运而水自行，切不可下。"《幼科折衷·肿胀》亦云："总宜补中行湿利小便……实者，水气在里，可利小便，切不可轻下以耗真气。"故在治疗中常以芦根、白茅根、车前草等清利湿热，薏苡仁、茯苓健脾淡渗利湿以缓除其邪。

【疗效】经过 1 年半的坚持治疗,患者体质大大增强,感冒、腹泻减少,即使平时有所感染,亦能较快得到控制。目前,患者激素已撤至每日 2.5 mg,肾病稳定,未再复发。现治守健脾补肾平补方药进治。

病案五

某男,12 岁。

【主诉】反复下肢浮肿 5 年。

【现病史】反复下肢浮肿并诊断为慢性肾小球肾炎 5 年,小便泡沫多,腰不酸,大便成形,纳谷一般,食量不多,面黄欠华。

刻下:下肢浮肿不显,苔黄,脉细。

【既往史】否认有肝炎等病史。

【诊断】西医诊断:慢性肾小球肾炎。

中医诊断:水肿。

【辨证】脾肾气虚,兼有湿热。

问难:为何脾、肾二脏与小儿水肿发生密切相关?

释难:《诸病源候论·小儿杂病诸候·肿满候》指出小儿水肿的发生与脾肾之亏虚密切相关:"小儿肿满,由将养不调,肾脾二脏俱虚也。肾主水,其气下通于阴;脾主土,候肌肤而克水。肾虚不能传其水液,脾虚不能克制于水,故水气流溢于皮肤,故令肿满。"《普济方·水病门·湿肿》亦云:"肾主水,脾胃俱主土,土性克水……胃为水谷之海,今胃虚不能传化水气,水气渗于经络,浸渍脏腑。脾得水湿之气,加之则病。脾病则不能制水,故水气独归于肾,三焦不泻,经络闭塞,故水气溢于皮肤而令肿也。"

【治法】健脾益肾补气,兼以清利湿热。

问难:请教邹燕勤教授,您对于此类患者有何治疗经验?

释难:慢性肾小球肾炎,其病发生多与肺、脾、肾相关,肺者,通调水道,下输膀胱;脾者,后天之本,运化水谷精微;肾者,先天之本,主水之脏。肺、脾、肾既病,则水液失于输布,精微失于封藏,而至泛滥成肿,精微下泄而见蛋白尿或兼有血尿。故治本病,当固五脏之不足,调其功能,畅其气化。本案患者已病 5 年,正气不足,脾肾亏虚,尿中见蛋白,其面黄欠华,易于外感,肺气虚也,故治当健脾补肾益气以治其本,清热利湿或清利咽喉治其标也。

根据标本轻重,用药有所调整,俾其正气足,邪气易祛而病得缓或愈也。

【处方】补中益气汤加减。

【用药】

太子参 30 g	生黄芪 30 g	生薏苡仁 30 g	茯苓 20 g
山药 20 g	续断 10 g	桑寄生 10 g	枸杞子 20 g
制狗脊 10 g	制僵蚕 10 g	蝉蜕 6 g	牛蒡子 15 g
白茅根 20 g	芦根 20 g	石韦 20 g	六月雪 15 g
猫爪草 10 g	车前子 30 g^{包煎}	红枣 10 g	生甘草 5 g

中成药:健肾片,每次 4 片,每日 3 次;甲花片,每次 4 片,每日 3 次。

问难:本方的方义为何?

释难:方中太子参、生黄芪益气养阴为主,配用生薏苡仁、茯苓、山药健脾益气以补后天,配合续断、桑寄生、枸杞子、制狗脊补益肾气以调补先天。制僵蚕、蝉蜕、牛蒡子祛风通络以消除蛋白尿,白茅根、芦根、石韦、车前子清利湿热以祛邪,六月雪、猫爪草清热解毒以降尿蛋白,红枣、生甘草调和诸药。全方脾肾双补,气阴兼顾,清利通络,祛风解毒,除邪俱全,乃调治慢性肾小球肾炎之常法。

问难:请教邹燕勤教授,您为何喜用牛蒡子这味中药?

释难:牛蒡子为菊科植物牛蒡的干燥成熟果实,味辛、苦,性寒,归肺、胃经,具有疏散风热、清热解毒、透疹、宣肺利咽散肿之功效。但《食疗本草》中有"明耳目,利腰膝,通利小便"的记载。现代药理研究发现牛蒡子可抑制尿蛋白排泄。近年来,其作为祛风药而使用于降低尿蛋白的临床治疗中,取得了较好的效果,常用剂量为 10～15 g。

【疗效】经治后患儿无明显不适,纳可,睡眠安,小便中有泡沫,大便调。嘱低盐饮食,忌海鲜及发物(公鸡、鹅、蟹、龙虾最易发病),避免劳累,注意休息,继续治疗。

问难:慢性肾脏病饮食调摄有何注意点?

释难:药物治疗以外,患者的摄生保健也非常重要,常常影响到患者的治疗预后,故每诊患者多告诫嘱咐。一要注意饮食,既要保证营养,又宜清淡,避免海鲜及发物,如公鸡、老鹅、螃蟹、龙虾等,以免诱发肾脏病情的变化。《幼科指南》提出小儿水肿"必忌盐酱百日"。《慈幼便览·水肿简便方》亦云:"凡小儿患肿,切须忌盐,盐助火邪,服之愈炽,必待肿消之后将一月,以盐炒过少用之。"二要防止外感,避风、寒、暑、湿诸邪外袭。外邪袭表,肺卫、咽喉先受之,而咽喉为邪气下扰伤肾之门户,肾病综合征患者常因外感而诱发加重病情。在外感早期稍有症状需及时处理,平时缓解期需补气固卫,增强体质。三要避免毒物伤肾,包括外界环境中的毒物,饮食物中的毒物,以及药毒。因此,应告诫患者不能滥用药物,注意生活环境问题,饮食适宜等,以免毒物伤肾。四要避免劳累,劳倦过度损伤脾、肾等脏腑之气,故嘱咐患者只可轻微适度地活动,以不疲劳为原则,小劳莫大疲。五要注意情志调节,保持平和的心态,放松的心情,处事泰然,有助于周身气机的调畅,气血冲和,则有利于肾病治疗。

其他从肾治疗杂病

病案一　便秘

某男,29 岁。

【主诉】脱发 4 年余,大便不畅半月。

【现病史】2014 年起出现脱发,但未有成片状脱落,经中药益肾填精治疗后好转,脱发量减少,久坐腰酸,时有手足发凉,覆被后改善不显,喜温恶寒。

刻下:小便不畅,色淡量可,大便 2 日一行,无头晕头痛,无咳嗽咯痰,食纳一般,舌淡苔薄白,脉细。

【既往史】无。

【诊断】西医诊断:便秘。

　　　　中医诊断:便秘。

【辨证】阳虚便秘。

问难:便秘病因病机为何?

释难:饮食入胃,经由脾胃运化,吸收其精华之后,所剩糟粕由大肠传送而出,形成大便。便秘虽属大肠传导功能失常,但与脾、胃及肾脏关系甚为密切,若肠胃受病,或因燥热内结,或因气滞不行,或因气虚无力传送,血虚肠道干涩,或因阳虚体弱,阴寒内生,留于肠胃,致阳气不通,津液不行,阴寒凝结而成便秘。因病因不同,可分虚实辨证。

问难:虚秘见证如何?

释难：便秘有虚实之分，实者通常包括热秘、气秘和冷秘；虚者也需分清气虚、血虚、阴虚和阳虚。虚秘多见于劳倦饮食内伤，或病后、产后及年老体虚之人，气血两亏，气虚则肠道传送无力；血虚则津液亏虚不能滋润大肠，甚至损及下焦精血，致本元亏虚，真阴亏虚，则肠道失润而便结干槁；真阳亏虚，阴寒内生，则不能蒸化津液，温润肠道，肠道艰于传送而成便秘。

问难：何谓"肾者，胃之关也"？

释难：《黄帝内经》谓之"肾开窍于二阴""肾者，胃之关也"，张景岳注解曰："关者，门户要会之处，所以司启闭出入也""肾主下焦，开窍于二阴，水谷入胃，清者由前阴而出，浊者由后阴而出；肾气化则二阴通，肾气不化则二阴闭；肾气壮则二阴调，肾气虚则二阴不禁，故曰肾者，胃之关也"。

【治法】温阳通便。

问难：阳虚便秘有何特点？

释难：阳虚便秘，因阳气虚衰，阴寒内生，肠道传送无力，故大便艰涩，排出困难，阴寒内盛，阻滞气机，故易腹中冷痛，喜热怕冷，阳虚温煦无权，故四肢不温，腰膝酸软，小便清长。

【处方】济川煎加减。

问难：济川煎为何所设？

释难：济川煎出自明代《景岳全书》，功用温肾益精，润肠通便，因肾司二便，肾气亏虚，下元不温，五液不化，肠道失润而大便不通，法当温肾润肠。"便闭有不得不通者，凡伤寒杂证等病，但属阳明实热可攻之类，皆宜以热结治法，通而去之，若察其元气已虚，既不可泻，而下焦胀闭又通不宜缓者，但用济川煎主之，则无有不达"。

问难：济川煎方解为何？

释难：方中肉苁蓉味甘、咸，性温，功擅温肾益精、暖腰润肠，为君药。当归补血润燥，润肠通便；牛膝补益肝肾，壮腰膝，性善下行，共为臣药。枳壳下气宽肠而助通便；泽泻渗利小便而泄肾浊；妙用升麻以升清阳，清阳升则浊阴自降，相反相成，以助通便之效，以上共为佐药。诸药合用，既可温肾益精治其本，又能润肠通便以治标。

【用药】
生黄芪 30 g	炒白术 10 g	生薏苡仁 30 g	茯苓 10 g
茯神 10 g	火麻仁 15 g	肉苁蓉 15 g	续断 15 g
桑寄生 15 g	淫羊藿 15 g	丹参 15 g	赤芍 15 g

枸杞子 15 g　　　桑椹 15 g　　　锁阳 15 g　　　佛手 15 g

生甘草 6 g　　　红枣 10 g

问难：治疗为何大多是调理脾肾的药物？

释难：中医学认为，肾为先天之本，脾为后天之本，脾之运化尚有赖于肾气资助，肾之藏精及化生元气亦需脾气运化之水谷精微不断充养，两者相互滋生，相互促进。病理上可相互影响，《景岳全书·脾胃》有云："人之始生，本乎精血之源，人之既生，由乎水谷之养。非精血，无以立形体之基，非水谷，无以成形体之壮，精血之司在命门，水谷之司在脾胃，本赖先天为之主，而精血之海又必赖后天为之资。"故阳虚者，多以脾肾阳虚并见，治疗上亦当多以脾肾并补。自邹云翔教授开始即秉承孟河医派费伯雄"醇正和缓"之义，"醇正"即"在义理之得当，而不在药味之新奇"，"和缓"即"不足者补之以复其有正，余者去之以归于平""天下无神奇之法，只有平淡之法，平淡之极，方为神奇"。方中以生黄芪、炒白术、生薏苡仁、茯苓、茯神等药健脾益气，续断、桑寄生、淫羊藿温补肾阳，枸杞子、桑椹滋补肾阴，肉苁蓉、火麻仁、锁阳温补肾阳，润肠通便，丹参、赤芍活血，佛手理气健脾，生甘草、红枣调和诸药。

费伯雄治虚劳最有心得，遵循《黄帝内经》《难经》，脾劳者健脾和胃，调其饮食，适其寒温，肾劳者填补阴精，其中又顾护脾胃，认为"人身之气血，全赖水谷之气以生之"，忌用温燥、滋腻之品。许世英说："中国言虚劳者，仍首推费氏，盖其制方选药，寓神奇于平淡。病者得其一方，服数十百剂，而病自然去，元气自然复，甚有终身宝之，而用以常服者，可见其论证之正确，处方之精当，嘉惠于病者，至深且距，此则自古所未见也。"

【疗效】患者经治后大便日行一次，后继以益肾填精为主治疗，脱发好转。

病案二　月经不调

某女，40 岁。

【主诉】月经周期延长 8 年。

【现病史】近 8 年来月经周期延长，35～40 天一行，经行期也延长，8～9 天乃净，量少色暗夹有血块。

刻下：易脱发，腰酸易疲，手足发凉，得温则舒。舌淡苔薄，脉细弦。

【既往史】无。

【诊断】西医诊断：月经不调。

中医诊断：月经延期。

问难：何为月经病？何为月经延期？

释难：凡是月经周期、经期、经量、经色、经质发生异常或伴随月经周期出现明显不适症状的疾病，称为月经病；月经周期正常，近期超过 7 天以上，甚或 2 周方净者，称为经期延长，亦称之为"月经延期"。

【辨证】脾肾阳虚，瘀血阻滞

问难：月经病治疗原则是什么？

释难：月经病辨证着重月经的经期、经量、经色、经质及伴随月经周期出现的症状，同时结合全身症状，运用中医辨证理论综合分析，治疗重在治本以调经，依据虚实之不同分别予以相应治法，虚则补之、实则泻之。

【治法】温补脾肾，活血祛瘀。

问难：为何月经病与脾、肾密切相关？

释难：冲脉为血海，经血之来源与生成有赖于脾胃之生化与肝脏调节，经血之储存与排泄依赖于肾之闭藏及脾之统摄，若脾胃生化失司则经血无源，肝不藏血则血海盈亏无度，脾不摄血、肾失闭藏则经血外溢。

问难：为何调理月经常常使用补脾肾的方法？

释难：《景岳全书·经不调》云："经血为水谷之精气……其源源而来，生化于脾，总统于心，藏受于肝，宣布于肺，施泄于肾……妇人则上为乳汁，下归血海而为经脉。"脏腑之血皆归冲脉，冲脉为十二经之海，为五脏六腑之血海，太冲脉盛，则月事以时下，可见冲脉为月经之本。冲脉之血，由水谷所化，水谷盛则血气盛，水谷衰则血气衰，而水谷之海，又在阳明，故阳明胃气为冲脉之本，故曰："月经之本，所重在冲脉，所重在胃气，所重在心脾生化之源耳。"月经与后天脾胃运化水谷之功能关系密切，天癸是人体后天滋养而产生的阴液，为无形之水。《景岳全书·经不调》中指出："调经之要，贵在补脾胃以资血之源；养肾气以安血之室，知斯两者，则尽善矣。"

【处方】右归丸合温经汤加减。

【用药】
续断 15 g	桑寄生 15 g	生地黄 15 g	熟地黄 15 g
山茱萸 12 g	女贞子 20 g	桑椹 20 g	制何首乌 10 g
生黄芪 40 g	炒白术 10 g	生薏苡仁 30 g	茯苓 20 g

茯神 20 g	石斛 20 g	麦冬 15 g	当归 15 g
赤芍 10 g	白芍 10 g	枸杞子 20 g	制香附 10 g
牡丹皮 20 g	川芎 10 g	穞豆衣 15 g	
生甘草 5 g	红枣 10 g		

问难：本方的方义为何？

释难：本案组方由右归丸、温经汤加减而成，方中熟地黄、山茱萸、女贞子、桑椹、枸杞子、制何首乌滋阴补肾，去附片、肉桂之辛燥，易续断、桑寄生平补肾阳，生黄芪、炒白术、生薏苡仁、茯苓健脾补气，石斛、麦冬滋阴清热，当归、川芎、生地黄、赤芍养血祛瘀，牡丹皮清热凉血，白芍缓急止痛，制香附理气调经，穞豆衣养血祛风。

【疗效】患者服药后腰酸肢冷等症好转，经行量较前增多，色红，仍夹有血块，继以温补脾肾、活血祛瘀之法进之以调理。

病案三　多发性骨髓瘤

某男，72岁。

【主诉】下肢痉挛疼痛半年。

【现病史】有多发性骨髓瘤，上身恶热不欲盖衣，下肢发冷，常易痉挛疼痛，多盖衣被。

刻下：大便如常，小便色淡清长，舌淡苔薄白，脉细弦。

【既往史】无高血压、糖尿病病史。

【诊断】西医诊断：多发性骨髓瘤。

中医诊断诊断：痉证。

问难：何为痉证？

释难：痉证，是以项背强急、四肢抽搐甚则角弓反张为主要特征的病症。其发病外则风寒湿热之邪，内则脏腑失调、气血亏虚、痰阻血瘀而经脉失养。《素问·至真要大论》病机十九条认为"诸痉项强，皆属于湿""诸暴强直，皆属于风"，《景岳全书》则认为阴虚精血亏虚可致痉证。

问难：痉证病因病机为何？

释难：痉证病在筋脉，属肝所主，与心、胃、脾、肾等脏腑关系密切。外感风寒湿邪，壅塞经络，致气血运行不利，或外感温热之邪，或寒邪郁而化

热,邪热灼津,或久病气血耗伤,气虚则血运不畅,瘀血内阻,血虚失濡,或脾虚不能运化水湿,痰浊内生,或肝阴不足,筋脉失养,而致痉证。

【辨证】脾肾虚衰,气血不足。

问难:痉证有虚有实,有外感有内伤,如何区别?

释难:《景岳全书》对痉证的论述颇为详细,其曰:"痉证甚多,而人多不识者,在不明其故而鲜有察之者耳。盖凡以暴病而见反张戴眼、口噤拘急之类,皆痉病也。观仲景以汗下为言,谓其误治亡阴所以然也。余因类推,则常见有不因误治,而凡属阴虚血少之辈,不能养营筋脉,以致搐挛僵仆者,皆是此证。如中风之有此者,必以年力衰残,阴之败也。产妇之有此者,必以去血过多,冲任竭也。疮家之有此者,必以血随脓出,营气涸也。小儿之有此者,或以风热伤阴,遂为急惊,或以汗泻亡阴,遂为慢惊。凡此之类,总属阴虚之证。盖精血不亏,则虽有邪干,亦断无筋脉拘急之病,而病至坚强,其枯可知。故治此者,必当先以气血为主,而邪甚者,或兼治邪。若微邪者,通不必治邪。盖此证之所急者在元气,元气复而血脉行,则微邪自不能留,何足虑哉!奈何今人但见此证,必各分门类而悉从风治。不知外感之风,寒邪证也,治宜解散。内生之风,血燥证也,止宜滋补。矧此数者,总由内证,本无外邪,既以伤精败血枯燥而成,而再治风痰,难乎免矣。故余详笔于此,以明痉证之要。"这指出张仲景的汗下误治亡阴只是少数,有许多内伤虚证患者大多有旧疾,如中风、产后失血、疮家、小儿汗泻后阴虚,精血不足,内因为病变主因;如精血不亏,虽有邪干,亦难有筋脉拘急之病。并认为"则痉之为病,乃太阳少阴之病也。盖肾与膀胱为表里,膀胱为津液之腑,而肾为藏精之脏,病在二经,水亏可知,故治此者,最常以真阴为主",肾之真阴不足,气血亏虚是导致痉证的重要原因。

问难:气血不足何以致痉?

释难:素体阴虚血弱,或脾虚生化乏源,肾虚精气不足,致阴血损伤,难以濡养筋脉而致痉证。

【治法】滋肾健脾,补益气血。

【处方】参芪地黄汤合四君子汤加减。

【用药】
太子参 15 g	生黄芪 30 g	炒白术 10 g	生地黄 10 g
山茱萸 10 g	生薏苡仁 30 g	茯苓 10 g	茯神 10 g
丹参 15 g	杜仲 15 g	淫羊藿 30 g	怀牛膝 15 g

功劳叶 10 g	赤芍 15 g	续断 10 g	桑寄生 10 g
白芍 15 g	当归 15 g	川芎 15 g	石斛 20 g
青风藤 20 g	红枣 10 g	生甘草 6 g	

问难：方义何解？

释难：方中以太子参、生黄芪、炒白术、生薏苡仁、茯苓、石斛健脾补气，以求气血生化有源；淫羊藿、杜仲、续断、桑寄生、怀牛膝温补肾阳，强壮筋骨；山茱萸益肾滋阴；当归、川芎、生地黄、白芍、红枣补血活血；赤芍、丹参清热凉血活血；功劳叶补益肝肾，祛风湿，退虚热；青风藤祛风通络止痉，生甘草健脾益气，调和诸药。

问难：续断、桑寄生相配何解？

释难：两者皆为血分用药，续断味苦，性温，有补肝肾、强筋骨、通血脉、利关节之效，桑寄生味甘、苦，性平，亦为补肝肾、祛风湿之药，除能补肝、肾外，二药相须配伍，有较强补益肝肾、强健筋骨、祛风胜湿、通利关节之效，《本草述钩元》曰："续断与桑寄生，治腰痛脚软。"

【疗效】患者服药后痉挛疼痛较前有所缓解，下肢发冷亦有好转，后续治疗仍宗现有之法。

病案四　失眠

某男，44 岁。

【主诉】失眠伴汗出间作 2 年。

【现病史】失眠盗汗，尿次频多，小便清长无痛，时有耳鸣，腰膝酸软，大便成形不易解，舌淡苔薄，脉细。

【既往史】无。

【诊断】西医诊断：失眠。

中医诊断：不寐。

问难：何为不寐？

释难：不寐亦称失眠或"不得眠""不得卧""目不瞑"，是指经常不能获得正常睡眠为特征的一种病证，轻者入寐困难，有寐而易醒，有醒后难以再寐，亦有时寐时醒，重者则整夜不能入寐。

问难：不寐的病机为何？

其他从肾治疗杂病

释难：不寐有虚实之分，《素问·逆调论》有"胃不和则卧不安"的记载，《金匮要略·血痹虚劳病》有"虚劳虚烦不得眠"的论述，《景岳全书》则认为"不寐证虽病有不一，然惟知邪正二字，则尽之矣。盖寐本乎阴，神其主也。神安则寐，神不安则不寐，其所以不安者，一由邪气之扰，一由营气不足耳，有邪者多实，无邪者皆虚证"。

思虑劳倦，内伤心脾；阳不交阴，心肾不交；阴虚火旺，肝阳扰动；心胆气虚及胃中不和等因素，均可影响心神而导致不寐。心伤则阴血暗耗，神不守舍；脾伤则食少纳呆，生化乏源，营血亏虚，不能上奉于心，致心神不安；久病肾阴耗伤，水火不济，则心阳独亢，或五志过极，心火内炽，不能下交于肾，心肾失交；肝失条达，气郁化火，或阴虚阳亢扰动心神，神不安宁以致不寐；心虚胆怯，心神不安；或饮食不节，肠胃受伤，宿食停滞，酿为痰热，壅遏于中，痰热上扰，卫气不和而不得寐，与心、脾、肝、肾及阴血不足均有关，病理总属阳盛阴衰，阴阳失交。

【辨证】肾阴不足，肾水不能上济心火，心肾不交。

【治法】滋阴清火，交通心肾。

【处方】二至丸合参芪地黄汤加减。

【用药】

制狗脊 15 g	怀牛膝 15 g	女贞子 20 g	墨旱莲 20 g
菟丝子 15 g	覆盆子 15 g	金樱子 15 g	太子参 15 g
生黄芪 30 g	生地黄 10 g	山茱萸 10 g	石斛 20 g
麦冬 15 g	续断 15 g	桑寄生 15 g	莲子心 15 g
合欢皮 30 g	夜交藤 30 g	糯稻根须 30 g	瘪桃干 30 g
肉苁蓉 15 g	骨碎补 10 g	金银花 10 g	煅龙骨 30 g^{先煎}
煅牡蛎 30 g^{先煎}	生甘草 5 g	红枣 10 g	丹参 15 g
川芎 15 g	酸枣仁 15 g	柏子仁 15 g	

问难：方义何解？

释难：方中以制狗脊、菟丝子、覆盆子、金樱子补肾填精；女贞子、墨旱莲为二至丸，功用补益肝肾、滋阴止血；续断、桑寄生、骨碎补、肉苁蓉温肾阳，补肾精，取其阴阳并补；太子参、生黄芪补气健脾；酸枣仁、柏子仁、莲子心、合欢皮、夜交藤清心除烦；生地黄、石斛、山茱萸滋阴清热；糯稻根须、瘪桃干敛汗滋阴；丹参、川芎凉血清热；煅龙骨、煅牡蛎镇静安神；金银花清热透营分余热；生甘草、红枣调和诸药。

问难：为何肾阴肾阳并补？

释难：《黄帝内经》曰："阴在内,阳之守也;阳在外,阴之使也。阴平阳秘,精神乃治;阴阳离决,精气乃绝。"《景岳全书》亦认为"命之所系,惟阴与阳,不识阴阳,焉知医理?""凡诊病施治,必须先审阴阳,乃为医道之纲领",提出"阳非有余""阴常不足"的论点,论病以正虚为主,调治首重真阳,不忘真阴,强调阴阳互根,精血互生,认为填养精血可以充养元气,创立左归丸、右归丸等方以"阴中求阳""阳中求阴",阴阳并调,以平为期,阴阳并补,以期达到阴平阳秘的效果。

问难：不寐为何常需调补气血,养心安神？

释难：《景岳全书》曰："无邪而不寐者,必营气之不足也。营主血,血虚则无以养心,心虚则神不守舍,故或为惊惕,或为恐畏,或若有所系恋,或无因而偏多妄思,以致终夜不寐,及忽寐忽醒,而为神魂不安等证。皆宜以养营养气为主治。"可见营血不足,心神失养,神不守舍常可引起不寐,故调补气血、养心安神是治疗虚证不寐的常用方法。

【疗效】服药后失眠、盗汗有所减轻,尿频仍作,继以当前之法加减以巩固治疗。

病案五 口腔溃疡

某男,32岁。

【主诉】口干舌碎,唇舌溃烂反复发作5年余。

【现病史】病已5年,反复发作口干舌碎,唇舌溃烂,牙龈疼痛,大便干结,舌尖红绛,苔薄,脉细。

【诊断】西医诊断：口腔溃疡。

中医诊断：口疮。

【辨证】心营耗亏,肾阴不足,阳无所附,虚火上浮。

【治法】壮水滋肾,引火归元。

【处方】导阳归肾汤加减。

【用药】

生蒲黄15g包煎	生地黄12g	玄参12g	麦冬9g
制远志9g	制龟甲9g	党参12g	炒知母9g
炒黄连1.5g	茯苓9g	肉桂粉0.5g	生甘草3g

问难：本方方义为何？

释难：本方为邹云翔教授的导阳归肾汤，专治肾阴亏虚，虚阳上越所致之口腔疾患，若属肺胃实热者不宜。口腔疾患中尤以口疮患者为多。用大队壮水滋阴药，少加助阳之品，以引火归元，是轻灵之反佐疗法。方中生地黄滋养肾阴，制龟甲咸寒入肾，玄参滋阴降火入肾，麦冬养阴清心肺之热，生蒲黄、炒黄连泻心火，生甘草助泻心火，制远志开展心气，党参补气助阳，茯苓健脾渗湿，妙在小剂量之肉桂，借滋肾壮水之力，引入肾宅，达引火归元之目的。

问难：何为反佐疗法？

释难：反佐疗法首见于《素问·至真大要论》，历代医家对其有着不同的见解。而我认为，反佐疗法包括反治法、寒热反佐、配伍反佐、服药反佐、外治反佐、炮制反佐等。

【疗效】3 剂后诸症悉减，6 剂后基本痊愈。

病案六　衄血

某女，41 岁。

【主诉】口腔出血 4 天。

【现病史】因口腔出血 4 天而入院，衄血如注，满嘴鲜血，周身红点和紫癜密布。血常规检查示血小板 $12×10^9$/L，血红蛋白 63 g/L，红细胞 $3.02×10^9$/L，白细胞 $4.7×10^9$/L，中性粒细胞 53%。已备血，密切观察，未输血。

刻下：神形疲困，气怯面黄，唇甲苍白，头昏心悸，口干不欲饮，经闭多年。脉沉细无力，舌质淡，苔薄白。

【诊断】西医诊断：原发性血小板减少性紫癜。

　　　　中医诊断：衄血。

【辨证】气阴两虚，虚火上炎。

【治法】补气摄血，滋阴养血，益肾潜阳。

【处方】补中益气汤加减。

【用药】			
生黄芪 15 g	太子参 9 g	当归 9 g	白芍 9 g
阿胶 6 g^{烊化}	磁石 15 g^{先煎}	墨旱莲 15 g	枸杞子 9 g
川石斛 15 g	骨碎补 15 g	血余炭 9 g^{包煎}	红枣 5 枚^{切开}

【疗效】2剂后病势减轻,舌衄已止,身上红点渐隐,唯齿衄依然。原方益以温经摄血之品,加炮姜炭1.5 g。又服2剂后口颊血泡已无,下肢红点减少,胃纳得增,精神较前振作,唯齿衄减而未已。龙雷不潜,当引火归元,原方加肉桂粉0.9 g吞服。3剂后,身上红点消失,偶有齿衄,血小板已升至40×10^9/L。原方加党参18 g,附子3 g,以增强补气摄血、引火归元之力。服5剂后齿衄亦止,复查血小板60×10^9/L,胃纳增,精神大好,自觉无不适感,续服原方调理。住院18天自动出院,嘱来院复诊。半月后来院复查,无自觉症状,血小板升至100×10^9/L,停止服药。随访20个月,未曾复发。

问难:为何服药2剂病势减轻,仍在原方基础上加以炮姜炭、肉桂等温阳之品?

释难:本案患者乃因气阴两虚,虚火上升,灼伤血络所致。实火可清,凉血清火,以水制火,是正治之法,亦即常法。虚火不用清法,应予补法。阴虚阳越,虚火上扰,血载于上,而致衄血。故用补气摄血、滋阴养血、益肾潜阳之品进治。但虚火不敛归位,用补气摄血、滋阴养血、益肾潜阳法也难以完全奏效,故用炮姜炭、肉桂粉、附子敛虚火,导火归元,此亦反佐变通之妙法。方中太子参、生黄芪、炮姜炭、红枣甘温健脾,益气摄血;阿胶、墨旱莲、枸杞子、川石斛、当归、白芍养血滋阴;骨碎补、磁石补肾坚骨生髓,敛镇虚阳;血余炭消瘀止血;肉桂粉、附子、炮姜炭引火归元,严重之血证患者住院18天得以稳定。此处尚需注意,所用反佐之品皆为小剂量,不可用量过大或久用,防其助火伤阴。